U0278334

健康身体的十大宝药

你会用吗？

共赢时代健康养生精品图书 ｜ 高玉琪　王涛　编著

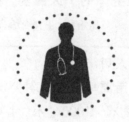

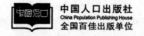

中国人口出版社
China Population Publishing House
全国百佳出版单位

图书在版编目（CIP）数据

健康身体的十大宝药，你会用吗 / 高玉琪, 王涛编
著. -- 北京：中国人口出版社，2016.1
ISBN 978-7-5101-3992-5

Ⅰ.①健… Ⅱ.①高… ②王… Ⅲ.①保健 - 基本知
识 Ⅳ.①R161

中国版本图书馆CIP数据核字(2015)第297102号

健康身体的十大宝药，你会用吗

高玉琪　王涛　编著

出版发行	中国人口出版社
印　　刷	三河市冀华印务有限公司
开　　本	710毫米×1000毫米　1/16
印　　张	16.25
字　　数	218千字
版　　次	2016年1月第1版
印　　次	2016年1月第1次印刷
书　　号	ISBN 978-7-5101-3992-5
定　　价	29.80元

社　　长	张晓林
网　　址	www.rkcbs.net
电子邮箱	rkcbs@126.com
总编室电话	（010）83519392
发行部电话	（010）83534662
传　　真	（010）83519401
地　　址	北京市西城区广安门南街80号中加大厦
邮　　编	100054

世上最好的药在我们的身体里

顺应自然和生命赋予我们的天性、机能，我们就会健康，违背自然和生命赋予我们的天性、机能，我们就会百病丛生。

人难免生病，生病就要用药，我们习惯了用中药、西药来治病，却忘了还有一种更好的药，不费一钱，但却有着中药西药不能代替的作用，这种药就在我们的身体里，只要运用好这种药，我们就可以将疾病挡在身外。中药和西药是治已经发生的病，而身体里的灵丹妙药，却能够将疾病解决于无形之中。

我们的身体不但是智能的，而且是自治的。身体依据自己的组织和结构，按一定的规则不停运转，对于疾病来说，身体是很高明的对手，身体里面仿佛住着一个神医，他有许多方法来抵挡、扼杀我们体内的病邪，确保身体健康。《黄帝内经》中说我们的先民一般都活过百岁，很少有疾病发生，那时候医药学没有现在发达，靠的是什么？先民的生活没有违反我们的身体运行规律，他们只用身体自有的灵丹妙药，就实现了健康长寿。

古希腊医生希波克拉底说："许多疾病能够本能地自愈，病人同疾病的斗争就是一种治疗。"17世纪英国的著名医生托马斯·西登纳姆对此也有清醒的认识，针对当时存在的药物滥用现象，他曾说："医生所能做到的最好的事情，就是给身体每一个能够发挥其自愈力量的机会。"事实上，很多病例也证明了人体能够自动"抢修"发生的故障，促使自身恢复到正常的状态，这就是身体的自愈能力。

　　身体最可怕的对手不是病邪，而是我们自己。如果我们错误地干涉，会封住我们身体的妙药，让他不能好好地同病邪作战，那么，这些住在我们身体里的灵丹妙药究竟是怎样的呢？我们如何才能不捆缚他的手脚，而是帮助他来维护我们的身体健康呢？

　　在医学不发达的年代，身体里的灵丹妙药得到了最大限度的利用，而到了医学高度发达的今天，人们信赖手术刀和药物的疗效，但是它在救治病人的同时也会给我们带来诸多观念上的改变。最明显的一点是我们过于信赖医药的力量，只管把身体交给药物来补救，却完全忘记或者忽视了身体自身的力量，把身体内最好的药物给抛弃了。更为严重的是，疾病被冠上了许多稀奇古怪、深奥莫测的名字之后，不懂医学的人们就会不自觉地认为，疾病是外界的力量强加到自身的灾难，似乎跟自己的生活习惯毫无关系。正是这些对疾病的误解和错误的观念，使得人们对自身和自身的健康没有一个正确的认识。

　　其实，有着丰富学识和临床经验的医生对身体和药物的真实作用有着更深刻的体会，他们知道有时候治好病人的不是药物，而是病人身体本身就具有的自愈能力，打个比方，身体的本来机能是主药，外在的药物是药引，如果身体的本来机能完全坏了，那么再好的药物也治不了病，只有当身体的机能还可以运转的时候，药引才能起作用，把身体这味主药的药效给激发出来。化验、诊断、手术和药物都是身体自身修复能力的助手，医生的作用在于危急时刻的紧急救助和必要的护理及指导，这些工作都是在帮助身体开启自愈的大门，发挥身体机能的功效，从而解决疾病。

　　身体神医使用的药材正是身体本身。身体的每一处部位，每一个器官，每一样分泌物都是我们的"随身医生"信手拈来的好药材。正是在它们的帮助下，身体才有了自我修复的可能。人类最好的药物、最好的医生都在自己身上。而我们却常常无视身体的巨大作用，不但不能善加利用这种可贵资源，还会时常做出妨碍"随身医生"诊疗的行为。例如，乱吃药、不按时休息、长期保持不良的饮食习惯和生活习惯等。这些看来是小事，却都能破坏体内正常秩序，加重"随身医生"的工作量，扰乱体内正常的修复计划，降低甚至破坏体内灵药的药效，使体内治疗小组的精力受损，无法完成治愈目标。说到底，我们是被自己害病的。

身体里的妙药与外在的药物要配合使用才能实现最佳效果，每一味药都有其独特的、不可替代的能力，而且有其针对性。既不能单靠打针吃药，也不能仅靠经络针灸、按摩拔罐。只有充分调动每一味的疗效，我们的身体才能健康无病。

本书写作的目的就是拨开疾病背后的种种迷雾，让人们对自己的身体有一个清晰的认识，补充我们对人体功能认识的欠缺。这样做的意义在于打破错误的保健观念，介绍给您一种更好的、更安全、更有效地处理疾病的方式和养生保健理念。

认真读下来，首先你会发现，这是一本很有趣的书。虽然，本书中有很多理念的理解需要专业的背景知识，但它们不会让您感到枯燥。读后，您只有一个感觉，那就是惊奇！您会忍不住惊叹：哦，原来我的身体是这样的！

其次，您还会发现这是一本很实用的书。在本书中您将学到利用身体里与生俱来的天然药材，进行养生保健、治病防病的诸多实用方法。不可否认，自疗和自愈是最有效的养生之道。只要善于利用，就会发现身体的天然药材有很多的好处，最实际的是它不需要花费一分钱，使用得当也不会产生不良反应。只要充分利用好自身的力量，不忽视或者人为地破坏这种力量，那么您健康长寿就不再是梦想。

总之，我们的意图是让您更好地倾听身体，走进身体，了解身体，最终的目的是正确使用身体，利用身体上的各种灵丹妙药，达到健康长寿的目的。

目 录

在追求健康的过程中，我们最该信赖的是自己。然而，大部分人都在犯这样的错误：生病之前无视自己的身体，生病之后慌乱地把身体交给医生和药品。这就如同自己亲手撕坏了一块纸，再怎样补救，也不会如最初那般完好无损。因此，要想拥有一个健康无损的身体，就必须充分利用自身的力量，用好身体自备的妙药，从日常生活的点滴入手，遵从身体的意志，做对健康有益的事情。总之，我们要坚持的健康原则就是在未病之时防病，而不是在已病之后治病。

造物给我们每一个人一副骨架子，并且给它赋予了特殊的职能：造血和运动。这样做的目的就是要我们好好利用它，不能让它生锈了。否则，我们就会受到惩罚。多运动，注意日常的饮食保养，是保证骨骼健康的有效途径。而骨骼健康了，我们的血液循环才能流畅，神经功能才能顺畅，我们的身体才能强壮。

第三章　皮肉为药，将病患挡在身外　　　47

皮肤和肌肉是一对好兄弟，它们互相依存，紧密配合，互为表里，光滑紧致的皮肤要靠充满弹性的肌肉来滋养，肌肉衰老了，皮肤也就松弛了。而肌肉也需要通过皮肤吸收水分和氧气。健康的肌肉就像一颗"青春养颜丹"，带给我们美丽的容颜和勃发的生命活力。延缓衰老，留住青春，不是靠化妆品和维生素丸，而是要靠肌肉这颗"养颜丹"——加强肌肉的锻炼。同时，肌肉和皮肤是我们对抗疾病的第一道防线，如果我们不慎将这道防线失守，那结果将会很糟糕。

第四章　眼、耳、鼻、舌都含"好药"　　63

我们的身体内处处藏着宝贝，眼、耳、鼻、舌中更是如此。眼泪、唾液，甚至令我们恶心不已的耳屎、鼻屎这些不起眼的东西都是身体内的良药。利用并保护好它们，很多疾病都会绕道而行。眼药用好，可以强肝，耳药用好，可以强肾，鼻药用好，可以强肺，舌药用好，活跃百津。

第五章　体液就是我们的羊脂仙露　　85

人体从成分上看是一个水体，体内的水占了身体体重的绝大部分。我们对外界的水知道的很多，却对身体内的水知之甚少。体液就是生命的海洋，血液就像是身体的石油一样重要，更像是地球上的河流一样重要，而汗液、津液、水道，无一不是身体内重要的良药。

只有了解身体内的各种体液，我们才会恍然大悟：原来有些病只是因为身体渴了，我们却没有给予正确的回应，只是拿茶和饮料来糊弄它！

第六章　经络，身体的万灵丹　　113

经络是现代医学仍然解释不了的身体谜团，但它的的确确在人类医疗史上存在了上千年，可以说已经经过了历史的检验。本着"取其精华，弃其糟粕"的原则，拨开经络层层神秘的面纱，从深邃的中医古卷中捡拾几颗对我们的健康有益的珍珠，有何不可呢？

人体的十二条经络就好像十二枚灵丹，针对不同的病情有着不同的药效，为我们排忧解难，保驾护航。

第七章　呼吸为药，盘活所有器官机能　135

呼吸，是最自然不过的事情，每一个活着的人都会。事实真是这样吗？不是！呼吸至为简单，但却至为重要，很多人因为不知道怎样服用呼吸这颗良药，所以身体虚弱，精神不佳，抵抗力差。那么，就从现在开始，练习正确的呼吸方法，找回失去的健康！

第八章　能量为药，强化抵抗力　149

如果身体内有个健康小宇宙，那么体内的能量就是开启这个小宇宙的钥匙。这把钥匙的做工非常精细，它由几百种上千种物质组成，共分成七大类。缺少了哪一种或者哪一种过量，身体小宇宙的能量都无法完全发挥出来。因此，这把钥匙直接关系到身体的健康和疾病的康复，配好了这把钥匙，就相当于打开了健康的大门。

第九章　心神为药，压力和病痛打不倒　　175

病在我们的身，根在我们的心，如果心对了，身体也就对了，心健康了，身体也就健康了。

为什么有些被宣判"死刑"的癌症患者却奇迹般地康复了？因为有信念的支撑。精神力量很大，它可以让一个重病患者康复，也可以让一个健康的人倒下去。关键看我们怎样选择，是选择积极乐观地生活还是消极悲观地处世。用好心这枚灵药，我们的健康才真正可期。

第十章　睡眠为药，给各种灵药加成　　191

睡眠堪称人体最简单并且疗效最好的药，疲惫不堪的身体美美睡一觉之后，马上又精神百倍。但是，现代人肆无忌单地破坏这颗天赐良药，睡眠的时间一缩再缩，身体的修复过程也随之被无数次打断，有的人即便不刻意熬夜，还是会出现各种睡眠障碍。良好的睡眠，一个很简单的身体自然修复手段，如果这都要变成一种奢望，我们的健康自然也就随之远去了。

第十一章　性爱为药，让身体活力四射　　207

性爱，在身体的所有"良药"中属于最有趣又最奇妙的一种。有规律的性爱拥有几十种神奇功效，获得这份优秀的健康成绩单，不但不需要我们付出任何金钱，并且还会带给我们精神的愉悦。但要记住：这一切的前提是适度、有规律。

第十二章　正确使用身体的天然药材库　217

虽然人体内拥有如此之多的天然药材，但如果不能合理利用，破坏了这些药材的药性，它们就会成为损害健康的敌对分子。正确使用身体的天然药材库，就要学会倾听身体的声音，读懂身体发出的信号，协助身体赶走疾病，把健康找回来。

第一章

自愈机能是健身治病的主药

　　在追求健康的过程中，我们最该信赖的是自己。然而，大部分人都在犯这样的错误：生病之前无视自己的身体，生病之后慌乱地把身体交给医生和药品。这就如同自己亲手撕坏了一块纸，再怎样补救，也不会如最初那般完好无损。因此，要想拥有一个健康无损的身体，就必须充分利用自身的力量，用好身体自备的"妙药"，从日常生活的点滴入手，遵从身体的意志，做对健康有益的事情。总之，我们要坚持的健康原则就是尽可能在未病之时防病，而不是在已病之后治病。

E X P A N D

最贴心的医生只能自己做

在今天这样一个信息发达，"人才"辈出的年代，我们常常被"专家"引导着：今天电视上爆出一条新闻，某某专家说吃这个抗癌；明天报纸上又打出一个广告，专家称多食用那个可以防治慢性病。看专家的养生书，听专家的健康讲座，总之，专家很多，专家们的建议也很多，常常弄得大家晕头转向。我们的专家也在兢兢业业地工作，他们的结论都是从踏踏实实地研究中得出的，可在应用上却存在这样一个事实：相左的结论常常让我们不知该听谁的好。

一直以来医疗的工作重心都放在治病上，在保健指导方面还不是很完善，因为这不是医生的工作重心，保健要靠个人。所以，老百姓只能从零零散散的渠道收集"专家"的指导意见。可广告里的"专家"们，意见也是五花八门，这个"专家"说吃这种保健品可以防止老年痴呆，中老年人便争相购买，那个专家说多补充维生素可以延缓衰老，一时间，维生素又成了女士们的新宠。结果导致很多人对保健存在误解，以为保健就等于吃保健药，吃补品。其实，正常人根本不需要吃保健品和补品，而且吃多了对身体一点好处也没有。

事实上，我们自己对自己的身体才最有发言权。身体哪里不舒服第一个发现的肯定不是医生而是你自己，你的饮食习惯、生活习惯和运动习惯只有你自己掌握的最全面。医生可以为你治疗疾病，但是他不能帮你预防疾病，也不能提高你的健康水平，增强你的体质，提高你的生命质量。能做到这些的只有你自己，所以说，自己才是最合适的保健医生，我们要做到对自己的身体负责。

保健要因人而异，每一个人的体质都有其特殊性，适用于一个人的妙法，换到另外一个人身上可能就有害。人体的保健方式早已经由基因决定好了。每个人的基因不同，体质有别，因此，必须采用不同的保健方法。由于日常饮食习惯的不同，有的人可能缺这种营养素，而有的人可能这种营养素过剩。所以，我们不能听专家说哪种营养素与人体健康关系重大就去补哪种。其实，在人体中，没有一样东西是脱离其他因素独立起作用的，也就是说无所谓哪个更重要，关键是维持一个平衡状态，找到那个你最缺的，找到那个最适合你的，保健不能盲目跟别人学。

个体的差异决定了我们必须采用有针对性的适合于自身身体条件的保健方式，但谁也不可能请一个专家，每天陪着一起吃饭、睡觉、运动，对身体的每项指标都做出精确的检测。所以，最好的解决办法就是做自己的保健专家。中国有句谚语，"授人以鱼只救一时之急，授人以渔则解一生之需"，要获得健康，我们需要的不是一条半条的鱼，而是钓鱼的技术。

钓鱼要有一个总体的方案：包括地点的选择、位置的选择、鱼饵、鱼钩和鱼竿的挑选、还要了解鱼的基本习性，喜欢吃什么，什么时间容易上钩，喜欢在哪个河段出现。身体的保健也是同样的道理。撇开细枝末节，最先要搞清楚的是保健的方向和目的。保健不是为了能长命百岁，也不是为了一点毛病也不生，而是要让身体保持或者恢复到最佳的状态。怎样才是最佳的状态呢？那就是保证它的各项机制能够正常运作。在不需要人为干预的情况下，我们的身体能够对外界的变化做出敏捷的反应，自我管理系统良好。可以说，这就是健康的标准。具体表现为身体无病、体质极强、精力充沛、情绪乐观等。

要成就一生健康，唯一的办法是通过合理的调节饮食、生活起居、心情，遵循身体的自然规律，调动身体内部的力量，辅助身体完成自我管理。

善用身体良药可治未病

人体的健康不是与生俱来的，要获得健康就必须遵循生命体活动的规律。否则，就会百病丛生。不管现代的科技多么发达，也无法将所有疾病治愈。即使宣称治愈了的疾病，也可能只是暂时消除了症状，而潜在的深层的变化，现代医学仍然无法触及。医学和人类本身能做的就是协助身体，遵循自然的规律，来实现健康。爱迪生曾经说过："未来的医生不应该是给病人开药，而是要引导病人关注自身，饮食营养，以及疾病的起因和预防。"他不愧为一个天才的预言家。由此可见，"上医治未病"并不是只有中医才认可的一种治疗理念。

"治未病"的理念早在几千年前的《黄帝内经》中就有论述。历史上还流传这样一个典故：魏文王问当时的名医扁鹊：你们家三兄弟都精通医术，谁的医术最高明呢？扁鹊回答说："长兄最佳，中兄次之，我最差。"魏文王忙问："你的名气全国上下都知道，为什么说你最差呢？"扁鹊回答说："我长兄治病，都在病情发作之前，病人并没有特别的痛苦，也没有意识到病情的严重性。所以，他们也不会知道我兄长实际上已经帮他们除掉了潜在的危险。而我二哥治病，是在病情初发之时，别人都以为他只能治小病小痛。而我治病都是在病情已经明显，症状表现严重之时，病人能够看到疾病的严重程度，也能感受到疾病带来的痛苦，所以，当他们看到我通过针灸等手法治疗的时候，就以为我医术高明。因此我的医术最差，但名气却最响。"

虽然"治未病"的道理每一个人都懂，也没有人愿意忍受疾病的痛苦，但是，在生活中又有几个人能在自己尚未生病之时就真正地关注自己的身体呢？又有多少人依然在重复过去的求医之路，直到身体出现了严重的问题，才意识到日常保健的重要性呢？

一个人如果被确诊为高血压，就如同被宣判了要一生与降压药为伴。但是，如果平时注意多摄取维生素C，少吃高脂肪和高蛋白的食品，经常运动，活化血管，高血压也是可以预防的。

　　人类吃五谷杂粮，不生病的人很少。我们完全可以把生病看做是身体对异常状况做出的反应，此时，需要我们积极调理。几个病菌并不足以致命，也不会引发更严重的疾病，生病的根源是每况愈下的身体状况。身体免疫力的降低，修复功能的缺失以及各系统功能紊乱，这些都是身体出现重大疾病的原因。只有补足身体所需要的能量，保证身体正常运转所需要的物质能够得到及时的供给，才能够使那些受损的细胞得到修复和调整，顺利将体内垃圾排出体外。因此当免疫系统不能正常工作时，身体就已经开始迈向不健康的疾病状态。

　　"治未病"的根本目的和最终要达到的效果是调动起人体自身的防御和修复能力，保证各个系统正常运转，完成正常的细胞代谢。不管身体出现什么状况，我们只要记住一点，从根本上入手，从源头入手，帮助新的健康组织生长，才是保持健康的上上之策。

　　每一个人的生活习惯都有差异，饮食和先天的体质也有不同，所以无论是治已病还是"治未病"，都不能一概而论。同样一种治疗方法，放在别人身上有效，放在你的身上就可能有害。所以，"治未病"更需要根据自己的身体状况，选择合适的方法。正如真正了解身体真实情况的，并不是医生，而是你自己。只有自己才知道自己身体状况怎么样，平时有哪些习惯，怎样的调整才是最适合自己的。所以说，在未病之时做自己的保健医生比在生病之后找别人做医生要高明多了。

自愈力的药效可令我们无病到天年？

　　有人不慎摔倒导致骨折，如果断骨的部分相隔不是太远，在没有医生帮助的情况下，过不了多久，身体就会自行修复这种损害。或者你一不小心把手划破一个小口，没过几天，就可以看到新生成的组织已经让受伤部位修复，当然，如果伤口较深，它还会调皮地给你留道疤痕，提醒你下次小心。

虽然我们无法准确地知道身体是如何完成这一系列奇妙工序的，但是我们可以感觉到，甚至可以探测到身体的修复调整功能确确实实存在着。人们常常把人体的系统比作计算机，当你了解人体的自愈能力后，你会发觉这种类比是不恰当的。人体要远比计算机精妙得多，计算机如果瘫痪了是不能自己修复的，而人瘫痪了却可能自己恢复。经常有这样的中风患者，他身体的各个部分可能暂时瘫痪，也可能被认为已经永久性失去行走和说话的能力。但是令人诧异的是在数年以后他们又奇迹般地"复活"了。生活中很多看上去永久性的损伤和不能治愈的绝症最后往往被身体神奇地自然治愈。

这一切来源于细胞的神奇能力。被破坏的身体组织和器官之所以又得到改善，是因为神经系统中的许多细胞可以形成新的链接，修复遭受破坏的网络，并且它们还可以根据实际情况不断地更新变化，在某种特殊命令的控制下，做出恰当的反应：当某些细胞受到挤压、破坏而死亡后，就会有新的细胞来代替，有些不能修复的细胞也会有临近的神经细胞来接手它们的工作。就这样在你毫不知情的情况下，身体内部已经给你做了一次大"手术"。虽然连科学家都不清楚这些"手术"具体是怎样完成的，主治医生又是谁，但是事实却不可否认：我们的身体具有神奇的力量。

控制着人体各种功能修复的力量叫自愈力，它包括人体的自我适应机制、自我防御机制、自我净化机制和自我修复以及自我管理功能，当这一连串复杂的系统协调配合，开始工作的时候，身体自愈的开关就被开启了。人体的这种能力是世界上最神奇也是最先进的一项"技术"，它是与生俱来的，又是完全智能化的，发现身体哪里出了问题就会自发调节哪里。

身体在自发的调节过程中，我们会感觉到不舒服，所以通常会误会身体对我们做出的这些保护性的动作。其实，这是身体给我们的提示信号，告诉我们这样做不对了。如果你无视它的警示就会产生疾病。也就是说，很多疾病本身就是身体的自我保护反应，只是表现程度激烈一些罢了。例如，频繁地使用手指从事繁重的手工劳动，手指或者手掌上经常承受压力的地方就会长出老茧。这种粗糙坚硬的"老皮"是为了对付强大的压力而生的，皮肤的角质层会在承压较重的地方逐渐增生，以保护内部的血管和骨骼。同样的事情也会发生在身体的其他部位。例如，鞋子不合适，脚上就会起水泡。这种水泡也是身体有意安放的，它相当于一个自然的软垫。当这个软垫不起作用的时候，它就会自然消退，渐渐在承压的地方增厚，以保证皮肤在压力很大的地方有足够的承受力。

　　出于这种误会，通常我们在收到了身体的修复信号以后，就会把它交给药物和医生，而不是配合身体做出调整。其实，身体永远都不会伤害我们，这些暂时的不舒服，只是为了我们长久的健康。遗憾的是，人们通常不能理解这种信号，误会和错误地人为干预，从而阻碍身体的自我修复。

　　身体的修复需要固定的时间和一定的能量。这个时间与大自然的运转是协调一致的。地球的自转给了我们白天和黑夜，为我们提供了白天工作，夜间休息的生活方式，这跟人体内的生物钟也是相吻合的。身体内的生物节律和身体的健康状况存在着直接的关系。人体的修复必须遵循生物规律，因为它不仅控制着人体在某个特定时间段的修复能力还控制我们的感情强度和稳定性。迎合身体的力量，而不是违背这种力量去行事，才能获得健康。例如，最好的入睡时间是在晚上九点到十点，最佳的睡眠时段是晚上十一点到一点，如果十点之后还在熬夜，就无益于身体的修复。而许多人会超过十一点甚至经常超过凌晨一点才休息，那么，这些人身体的能量就会逐渐变弱。

无论人体内部的规律和能量有多么神秘，它都离不开外界营养素的补给。所以，要让身体的自愈能力发挥作用，还必须提供维持细胞活力和再生能力的各种材料——食物营养素。人体需要什么材料是由身体内部的神秘机制控制的，我们说了不算。所以，要想维持健康就必须听从身体的安排，提供给它所需要的东西，而不是按自己的喜好行事。这些东西包括维生素、脂肪、蛋白质、矿物质等。只有外界物质供应充足，身体的自愈系统才能发挥作用，否则，巧妇也难为无米之炊。

所以说，人类任何伟大的发明都不能跟自身的构造相媲美。就在我们坐着不动的时候，骨髓也在以每秒250亿个单位的速度制造着红血球，以满足全身各处组织细胞的供氧需求；神经系统也在指挥着千万个神经链对身体的各个环节进行巡查；消化系统每天都会产生10L的消化液来分解食物中的养分；循环系统负责清运身体饱餐后留下的垃圾，将这些废物运送到负责排泄的部门，排出体外。经过这么多道复杂的工序后，人体才能实现正常代谢，进行有效更新，试问哪一个医生能做到这一点呢？所以说，身体内部的那个医生堪称神医。

研究人员也已经通过科学实验证实，如果一个人的身体各项功能完好，人体的自愈能力可以抵抗80%以上的疾病。当然，在人体自愈的过程中，保持积极的心态，健康的生活习惯尤为重要，否则，便不能保证机体其他器官组织的正常运转，包括免疫力在内的自愈力量就无法发挥正常效能。

滥用药物会破坏身体的天然药材库

我们要警惕一点，医药领域向来不缺少"神话"，从药物神话到神奇手术。尤其在现代医学不能解决的领域，更是如此。有一些人打着传统文化的旗号，什么"祖传秘方"治疗癌症，无痛苦无任何副作用治愈艾滋病等，还有一些更是打出玄妙的高科技大旗，如干细胞、基因、纳米技术等。可这些显而易见的江湖骗子的伎俩却得到了一些患者的热烈追捧，结果上当受骗。

有些患者生病后往往会把所有的希望寄托在医药上，而医药的使用是很难把握恰当的分量的，为了消除痛苦，患者通常会过量用药，药物对身体造成过度干预，而医生通常无法对患者的用药情况随时跟踪，患者抓了药后，有的停早了，还没达到治疗效果，而更多是停晚了。我们的身体自有一套运行系统，无论出于什么目的，对身体的强行干预都会对身体机能造成不可挽回的损失。

很多父母在养育孩子的时候，千般小心万般疼爱，孩子稍稍出现一点儿身体不适，就立即送医院。虽然是出于一片爱子之心，但是却让孩子的体质从小就变得很差，因为他们失去了在与疾病对抗中提高免疫力的机会。我们要相信医药的作用，该治的病一定要通过医生用药治疗，但普通的问题最好让身体自己解决，自己所要做的就是通过适合自己的养生手段来提高、强化自己身体的机能，使身体的自愈力保持在最佳状态。利用人体的自愈系统，像病邪引起的感冒发烧只要休息得当，身体完全可以自我修复。事实上，感冒的治愈从根本上讲是人体免疫力的功劳，药物只是起到了辅助性的作用。对于免疫力好的人来说，感冒了即使不吃药不打针，过几天也能够痊愈。我们的肉眼看不到这个痊愈的过程是如何实现的，因为免疫细胞在体内进行着一场秘密战斗。流鼻涕、打喷嚏这些都是战争的连锁反应。如果我们不利用身体的自愈系统，而随便使用抗生素会是怎样的结果呢？毫无疑问，抗生素有强大的杀菌功能，它能在短时间内迅速杀灭进入体内的大部分细菌，从而使症状得以缓解。但在抗生素的干预下，人体的免疫系统也几乎派不上什么用场了，并且抗生素在消灭病菌的过程中也可能会大量误杀人体有益菌。因此，滥用药物，不但破坏机体自身的免疫调节功能，还会因为有益菌的损伤，造成其他器官的损害。还是那句话，在身体条件和免疫力都不错的情况下，出现较轻微的不适感，最好不要随便吃药。

有些病人，如慢性病患者需要常年吃药控制病情。我们也必须明白，药物并不能从根本上改善受损的组织。以高血压为例，降压药起到的是扩张血管的作用，血液的黏稠度并没有降低，血管壁依然僵硬缺乏弹性。所以，患者不能停药，一停药，血压又升高了。要想从根本上解决问题，还是要靠患者通过饮食和生活调整自身的机体功能，活化细胞，修复受损的组织。

人体很多所谓的"疾病"，例如头晕、恶心、呕吐、头痛、肌肉痛、失眠等都是可以通过机体自身的修复系统恢复的，而很多人却认识不到这一点，头痛就吃止痛药、便秘就吃泻药、失眠就吃安眠药，结果造成体质大大下降。大部分人在生病之后通常都会习惯性地，不假思索地找药吃。很少有人会回过头来计算一下自己一共吃了多少药。再以降压药为例，一个高血压患者，每天服用三次，一次两粒，一年就要服用2190粒。你可能会对这个数字感到吃惊。更令你吃惊的应该是这些药物对身体造成的潜在破坏，尤其是对肾功能的破坏。

1755年，波士顿的道格拉斯医生针对当时错误的医疗手段曾写道"最好还是让病人按养生之道恢复自然，而不是信赖医生的忠诚与精明。"爱迪生也曾经说过："我们应当记下这样的箴言——当一个民族有众多医生时，她的人民就会越来越瘦弱！"这些话放到今天也一样有价值，我们自以为很正确的诊疗手段是否真的对患者有利，这也是值得每一个医生好好思考的问题。

每一个医生和患者都要好好深思：怎样才能更好地接近身体，更好地为身体服务。我们应该做的不是过度干预身体，而是帮助身体重建自身的修复系统。在身体面前，我们都是助手，而不是主宰者。

错误的求医观念

大多数人认为感冒吃药打针就好了，得癌症，只要经过手术切除肿瘤，或用放疗、化疗等手段将体内的癌细胞彻底杀死，就能恢复健康，生病后只要把身体交给医生就可以。这其实是一种错误的求医观念。

医生的本领再大也无法让每个人都不生病，健康的责任还是在自己的身上。很多人一方面求健康，求长生，另外一方面却对自己的身体不够关注，或者放任自流。平时想吃什么就吃什么，想几点睡就几点睡，不想吃饭就不吃，想抽烟就抽烟、想喝酒就喝酒、想发脾气就发脾气，直到生病了才惊慌失措地找医生。医生不是万能的，医生能做到的只是帮助身体实现自我修复，如果身体受损伤的程度太严重，这种修复无法实现，那么只能控制病情的恶化。所以，医生不能保证还给我们一个健康的身体，健康还要靠自己珍惜，靠自身的自愈系统去努力。也就是说，医生在身体康复的过程中所扮演的角色，只是一个助手。就像一个媒婆，她只负责撮合男女双方认识，但成与不成，以后的日子怎么过就不是她能管得了的了。身体也是一样，出了状况，比如划破了手，医生只能帮你包扎伤口，进行消毒，防止流血过多和细菌感染，但后面的愈合工作，还需要自身去完成。

很多患者一旦生了病就惊慌失措，他们宁愿相信药物和手术的力量，也不愿意相信自己的自愈力。即使医生告诉患者药物可能带来的副作用、手术可能出现的风险，以及无法避免的机体损伤，也有人愿意冒风险一试，即便他不需要药物和手术就能痊愈。这就是对医疗的过度信赖。总觉得吃了药会好得更快。如果此时医生对他说，"没有问题，回家好好休息，多喝点水就没事了"，他可能还不相信医生的判断，还会要求吃点不必要的药，而这种情况下医生不得不满足他的要求，虽然医生知道他不必吃药。还有些小手术是可做可不做的，但有些患者会坚持认为只有手术才会让身体恢复健康。

我们必须明白这样一个道理，一旦疾病出现，我们需要面对的不是疾病本身的问题，而是整个身体系统的问题。疾病只是一个信号，是人体进行自我防护的一种手段，我们需要整顿的是身体本身，而不是消灭掉这个报信的"探子"。我们应该正确地看待病症，它的实质是身体对外界侵害或者内部变化做出的积极反应。生病之后，最重要的是找到疾病发生的根源，调理身体，恢复其自然运作程序。人体跟计算机不同，不是简单的机械故障或者系统病邪，查杀了之后，重新启动就可以恢复运作。人体的部位不是单一的、孤立的，一种症状表现就会牵连很多组织，找到真正的病因并不容易。

医生会给患者做一个康复方案，以配合患者身体实现自我修复，而这方案的后半部分要靠患者实现，这就是医生交代的出院后或治疗后的注意事项。而其中许多被患者抛到九霄云外了，如不能抽烟，不能喝酒，少吃油腻辛辣……患者只要求医生解除疾病，却漠视医生建议中最重要的部分——利用身体的自我调节和自我修复功能。

生病了才去求医，认为药物和医疗器械可以帮助我们恢复健康，这种长期以来形成的求医观念根深蒂固。也正是这种错误的观念，让很多人离健康越来越远。一个好的医生，应该是用药最少的医生，同时，也应该是一个健康教育专家，他要引导病人建立起一种正确的求医观念。如果病人的观念错误，那么其做法一定也是错误的。每天用错误的方式对待自己的身体，没病也会生出病来。

我们完全可以做自己健康的主人，只要掌握一些正确的医学常识，更清楚，更仔细地了解自己的身体，认识并相信自身的力量。人体的每一个部件都是一种好"药材"，利用好了这些天然的"药材"，就能够远离疾病，走向健康。

对医疗的依赖度不是越来越大才好，而是越来越小才好。当医生只在意外伤害上起紧急救助作用的时候，整个人类的健康水平也就达到了理想水平。此时，对健康起决定作用的是人们的健康意识和自身的免疫功能。人们在没有生病之前就充分意识到健康的重要性，对疾病加以预防，而不是生病之后找医生救治，这是保障健康的最佳途径。这就需要做到以下几点：①违背身体意志的事情不要做。②尽量不要破坏身体的完整性。③充分利用身体提供的天然"药材"，提高自身的抵抗力。

究竟是谁夺走我们的健康

或许每一个人都知道要对自己的健康负责，而真正去做的却寥寥无几。身体稍有不适，就去医院打针吃药，从来不检讨自己是不是做了有损健康的事情，总是寄希望于能够遇到一个高明的医生，给自己开出神奇的药物，从而药到病除。当不良症状稍微好转之后，便又恢复了以前的生活状态，抽烟、喝酒、胡吃海喝、熬夜、不运动，身体垃圾很快又堆满了，然后再次重复求医问药之路。如此折腾几回，身体受损的部位得不到及时的修补，日积月累，小病养成了大病。

不要把健康的希望寄托在医院和医生身上，也不可以把不能康复的责任推给医院和医生，因为身体的掌控权完全在我们自己手里，生病很大程度上是因为我们对自己的健康不负责任。如果把医生看做是我们健康的守护神那就错了，医生只是在医疗必须的条件下给予身体必要的帮助，健康还要靠自己争取。何况就算医生们个个医术高超，尽心竭力，也未必能够将我们已经患病的身体完全治愈。对于我们的身体而言，医生只能起到一个辅助作用，仅仅是在身体出现意外或者紧急状况时介入，给身体一个缓和和修整的时间，最终的修复还要靠自身去完成。我们一直提倡的观念是"治未病"，不良的生活习惯就是培育疾病的温床，小的疾病不及时控制任由它肆意的发展，最后这些小问题就会演变成难以治愈的大问题。即使经过了手术，控制了病情，也难以再回到最初的健康状态。还是那句话，要把健康握在自己的手中，不要等到健康失去了，才知道它的珍贵。

当然，也有很多人懂得"治未病"的重要性。在资讯发达的今天，他们随便在网页上、报纸上还有五花八门的养生书上得到保健信息，甚至还可以在各大药房买到"神奇"的保健药。有一个老太太退休后闲在家，老人家很注意保健，她有一个爱好就是去书店买健康类书籍。每买到一本"畅销书"就如获至宝一般认真研读，读过之后问题就来了。有次，她捧着书找上门来。大惑不解地问我，为什么有的书上说喝牛奶好，可以补充钙，而有的书说牛奶不适合中国人的体质，到底哪个说法正确？她这一问还真问到了点子上。

不管是书籍上提到的还是日常生活中总结的保健方法，都是个人在生活中的经验总结，不同的人，体质也不同，使用起来可能效果就不一样。例如，有的人听说，吃蘑菇可以抗癌，那么真的天天吃蘑菇就可以不得癌症了吗？当然不是。保健的目的是让自己在整体上保持健康，而不是单一地像钟摆一样重复一种运动，更不是吃什么东西就可以一步到位。其实，民间流传的很多方法都是有效的，但是这种效果在不同的人身上会有不同的体现。另外，由于缺乏系统的知识和长期的保健方案，所以，往往在使用了别人的"秘方"时，自己反而不觉得有什么作用。大部分人存在相同的保健误区，就是听别人说什么方法好，不管正确与否，就去尝试。这样的结果，常常是猴子掰棒子，掰一个丢一个，到最后自己也没能总结出一套适合自己的保健方法。另外，对于书籍上讲的东西，我们还要加以科学的甄别，有的可能有效，但也不能排除有人为牟利，夸大或者无中生有地宣传自己的保健方法和食疗方法的行为。对于这些情况，关爱自己健康的人士，一定要保持聪明冷静的头脑，不要偏听偏信，上了"江湖郎中"的当。

另外，是不是吃保健品就好呢？现在，越来越多的人，尤其是都市白领和中老年人把吃保健药和营养品当成了时尚，甚至有人餐餐必吃，比吃饭还勤。现在市场上的保健品名目繁多，从婴儿到老年的应有尽有。那么，保健品是不是就如商家吹嘘的那样好，真的是一吃就灵，纯天然无副作用？其实，大多数营养药的保健效果都是夸大其实的宣传手段，健康的人如果不加选择地乱用保健药，不但对身体无益，还会破坏体内的物质平衡。正常人一般不存在营养物质缺乏的问题，只要保证均衡饮食，人体所需要的维生素和矿物质都可以在食物中自然获取。乱服乱用保健品，不但花了冤枉钱，还得不偿失。要获得健康，不仅要养成良好的生活习惯，还要学会做一个理性、聪明的消费者。

相信身体的自我保护能力

生病了求医问药是最自然不过的事情，但是，我们却忘记了远在天边近在眼前的一位神医，它就住在我们的身体里。当我们来到人世的时候，他也跟着来了，他就是人体的免疫力。

这个医生时刻在帮助我们清除潜在的危害，否则，一粒小小的灰尘也可以让我们毙命。他可以根据身体情况的变化，做出一系列自我保护性动作。然而，我们却常常错误地认为这些保护性的动作就是疾病。

当身体的某一部位被细菌感染之后，体内的防御部队——吞噬细胞和淋巴细胞就会对细菌立即发起反击。在战斗的过程中人体会出现痒痛症状，我们一般认为这就是发炎了，生病了。于是，手忙脚乱地找抗生素吃，或者打点滴，缓解炎症。药物当然可以帮助体内天然的防御部队——免疫细胞杀灭病菌，但是这种人为的干预常常有点小题大做，甚至在很多时候会破坏身体自发的保护机制。当你遭遇了一些看似麻烦的病痛时，或许恰是"随身医生"正在给你诊治。

有痰赶紧吐出来

当呼吸道受到感染之后，呼吸道周围的细胞受到刺激，会加快产生一种特殊的黏液性液体。然后通过带有绒毛的细胞沿着肺、气管输送到口腔附近。此时，会感觉到嗓子痒痒的，有想吐痰的冲动。

事实上，绒毛细胞在推动黏液蠕动的过程中，把呼吸道内的细菌都包裹进了里面，就像一把大拖把，边走边清理沿途的废物。这就是为什么吐出来的痰液大都是黑色或者脓性的黄色的原因。吐痰是机体的一种自我保护反应，而我们却偏偏要辜负它的一番好意。当然，痰中含有很多细菌，要吐也不能乱吐。

但这并不是说没有痰就可以高枕无忧了。如果肺部产生黏液的细胞和带有绒毛的细胞长期受到过多的刺激，它就会变得麻木，不再理会外界病菌的入侵。这跟"入鲍鱼之肆,久而不闻其臭"是一样的道理。细胞也是有感觉的，长期的刺激会使它的敏感度大大降低。所以，长期吸烟的人，肺部的自我保护能力就会变得很低，他们很难接收到来自身体的讯号。正是因为如此，吸烟者常常容易发生肺部感染。在感染后，身体已经不会做出保护性动作，也不会有任何警示，容易形成重病。

这些麻烦事都是救命反射

通常我们吃坏了肚子就会上吐下泻，非常不舒服。其实，吐和泻都是身体正常的排毒反应，也是身体做出的自我保护行为。

当你吃进了危险的食物，大脑会首先接收到身体发出的险情信号，然后它再将信息传寄给控制隔膜的神经和控制腹部肌肉的神经，所有这些秘密活动的目的只有一个，让横膈膜下压使得腹部肌肉强烈收缩，在这两块肌肉群的作用下，你的胃将非常难受，在巨大的压力下，它不得不将里面的食物喷射出体外。这就是呕吐的过程。身体内的有害物质被排泄一空，虽然过程很痛苦，但是排完之后，你会发现身体舒服多了。如果有害物质已经到达肠道，或者经过胃酸和酶的分解后，各种食物之间出现了化学反应导致中毒，此时，身体还准备了一套保护机制。那就是通过腹泻来将体内的有害物质排出。如果情况危急，病邪已经侵入组织内部和血液，身体的自我保护能力已不足以对抗大规模的病邪，此时，就必须依靠医生的帮助。通过打针吃药来修复被损坏的免疫系统。

还有，在咳嗽的时候，有人会拼命地喝止咳糖浆来制止它继续发作。这是可以理解的，毕竟咳嗽让他们很痛苦，不但不能好好说话，有时连吃饭也变得困难。但是千万不要因此就诅咒它，因为它也是在为身体的长期健康做打算。

咳嗽是一种神经反射，如果没有它，我们可能会因为一颗小小的米粒而窒息身亡。上面说了，肺部若受到了感染，会产生大量的黏液，然后由带有绒毛的细胞推动这些黏液移动到口腔处。但是如果黏液过多，或者过于黏稠，小小的细胞承担的工作量就太大了，它们的动作将非常缓慢。而过于缓慢的运动会让我们遭遇被这些分泌物憋死的危险。为了防止这种意外情况的发生，"随身医生"特意安排"咳嗽"来帮忙搬运阻挡在呼吸道中的障碍物。当气管、肺道内存在异物时，喉咙部位会自动变窄，这样肺内的气压就会变大，当压力足够大的时候，喉咙就会主动放松，让气流从肺部出来。卡在呼吸道内的东西就会顺势喷出，危险就解除了。事实也证明，因为不能咳嗽而死亡的人数大于因为咳嗽而死亡的人数。

受伤后的自我保护

当身体发生意外，被割破或者受伤流血，如果伤势不重，你将发现流出的血液会很快凝结。这种凝血机制是为了控制血液流失量。与此同时，其他的一些复杂机制也开始工作，确保受损部位遭受感染的风险处于最小值。

血液凝块形成后，受损细胞就会向组织内释放一种特殊物质，填充受伤处的血管使之扩张，扩张后的血管血流量增大，因此，我们会发现伤口周围有红肿现象，并且微微发烫。这种肿胀是身体有意为之，目的是保护受伤部位不被过多地使用，减少接触病菌和磨损的次数。患处的热度也可以有效防止感染性病菌的入侵。

伤口处的吞噬细胞可以吞掉坏死的细胞和组织碎片。吞噬细胞是最英勇的巡逻卫士，一旦发现外来入侵者，就要奋不顾身地扑上去，吞食了敌人后，自己也会中毒死亡。死亡后的吞噬细胞以及组织残骸被排出体外，这就是我们通常所说的脓液。当组织碎片被清除并保证周围没有感染源之后，伤口将开始愈合，新的结缔组织形成。如果伤口较深，身体就会认为这个位置受压重，新生成的组织就会比周围的组织更为坚韧，这就是我们看到的疤痕。尽管它看上去不那么美观，但也是为了保护受伤的区域有更强的能力承受将来可能遇到的伤害。

疤痕组织生长到一定阶段后，如果不重复受到刺激，就会自行停止并逐渐消退。机体对结缔组织的"再塑"计算得非常精确，胶原的崩解和合成有一个完善的调节系统来控制。若长时间没有承受相似的压力，创面就会慢慢恢复到正常的状态，这个过程可能是一年、两年或者延续几年、几十年。这要看受伤的程度和愈合过程中意外刺激的程度。

第二章

以骨为药，营血，强神，壮体

　　造物给我们每一个人一副骨架子，并且给它赋予了特殊的职能：造血和运动。这样做的目的就是要我们好好利用它，不能让它生锈了。否则，我们就会受到惩罚。多运动，注意日常的饮食保养，是保证骨骼健康的有效途径。而骨骼健康了，我们的血液循环才能流畅，神经功能才能顺畅，我们的身体才能强壮。

EXPAND

骨骼的自我更新

你知道你的骨骼无时无刻不在变化吗？在我们的印象中骨骼是人体最坚硬的部分，即便人死了，肌肉和皮肤腐化了，也还会剩下一堆硬邦邦的骨架子，这么硬的骨头，想象起来，一般是不会轻易变化的。但事实并不是这样，只要人不死，我们的骨骼就无时无刻不在进行新旧更新。

骨骼的作用不只是支撑人体，还是人体中最大的"矿藏"，它储藏了人体99%的钙、66%的镁及85%的磷，这些元素对人体至关重要。除了这些矿物质以外，关系骨骼新旧代谢的还有两类细胞：一类是成骨细胞，一类是破骨细胞。这两种细胞的此消彼长决定了我们的骨质状况。从字面意思就可以理解，成骨细胞负责建造骨骼，破骨细胞负责破坏骨骼。破骨细胞会释放一些酸性物质，将骨头中的钙和磷溶解，降低骨骼的密度，使之变得脆弱易折。成骨细胞就要紧随其后来修补这些变得脆弱易折的骨骼，在一破一立的循环中，骨骼能够保持常新。经过不停地破坏与修补，人体的骨质每12个月就会全部更新一次。

所以，我们是可以干预体内骨质的，通过适当的方法，我们将能增强成骨细胞的作用，或是增强破骨细胞的作用，如果这两种细胞一种势力过强，并且你的生活方式和习惯还在继续助长它们时，骨病就自然发生了。

在人体生长发育阶段，成骨细胞比破骨细胞要分裂得快，这样人们就能从出生时的几十厘米成长到后来的百多厘米。到了成年期，两种细胞的更新速度趋向平衡，骨骼也就不再生长了，但是骨骼的代谢一直存在。进入老年后，由于身体各项机能的萎缩，对矿物质的吸收能力减弱，成骨细胞的能力降低，不能及时修补破骨细胞凿出的空

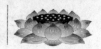

洞，就形成了骨质疏松症，这就是老年人骨质退化的根本原因。骨骼的退化是不可避免的，但是，如果我们在生活中多加注意，就完全可以延长破骨细胞和成骨细胞处于平衡状态的时间，从而延缓骨骼的衰老速度。这就是我们养生中要进行调节的地方，那就是增强成骨细胞的活力。

骨骼——人体的血液制造厂

将骨骼称为人体的良药，是因为骨骼是人体生命之源——血液的制造工厂。所以，当我们要解决血的问题时，就要从骨入手。以骨为药，就可以使我们的血保持正常。

人体的血液细胞也是一个小生命，有它自身的寿命，这个寿命不是很长。例如，血液中红细胞的平均寿命在120天左右，血小板的存活期约为7天。也就是说，血液细胞会不断死亡。而造成血液细胞死亡的原因主要有以下两个：一个是在免疫战斗中身亡，另外一个是自行衰老死亡。人体每天约有20毫升的红细胞衰老死亡。因此，为了维持人体的正常运转，这就需要有新生的细胞来补充因自然死亡和意外事故损失掉的血液，以便维持血液细胞的恒定，达到代谢平衡，而骨髓就恰恰起到了这个作用。

胎儿出生之后，骨髓就成了最大的造血机构。骨髓可以制造红细胞、白细胞、血小板等各种血细胞。脾脏和淋巴组织也协助造血，但它们只产生少量的单核细胞和淋巴细胞。随着年龄的增长，骨髓逐渐分化成两种，一种是红骨髓，负责全身的造血；一种是黄骨髓，由脂肪组织组成，它虽然不能造血，但仍然保留潜在的造血功能。

骨髓中有非常复杂的血管网络。营养动脉为骨髓腔中的毛细血管提供养分。骨髓能不能造血，血管因素很重要，因为各种造血物质和刺激物质都要经过血管进入到骨髓中，才能实现造血。

忘吃"骨药"病疼多

神奇的大自然把人类的肢体进化成可以自由弯曲，可以直立行走的状态，目的就是为了让我们灵活自由地使用它，以确保身体的健康。可很多人忘记了使用大自然赐予的这份神奇"药物"，于是，灾难接踵而至。其中，最常见的两种疾病就是骨关节炎和颈椎病。

1.骨关节炎

（1）骨关节

吃鸡腿的时候，稍微留意一下，你会发现，鸡腿关节处的骨端覆盖着一层很薄的东西，这就是关节软骨。人体每处关节都会有这样一处软骨，它就像一块滑滑的、有弹性的垫子，防止骨头之间的碰撞、磨损，在我们运动时，起到减缓震荡的作用。在滑膜围成的关节腔内还有一种像蛋清那样的关节液。在软骨、滑膜和关节液的协助下，我们的关节得以灵活自如地活动。

（2）骨关节炎的概念

骨关节炎又称骨关节病、退行性关节病和增生性关节炎等，是多种致病因素引起的退行性软骨变性、破坏及丧失，关节软骨及软骨下的骨边缘有骨赘形成，以关节软骨损伤及骨增生为特点，临床表现为缓慢发展的关节疼痛、僵硬、畸形、关节肿大、活动受限。全身的各个关节都有退化的可能，以负重关节最为常见。例如，髋关节、膝关节和脊柱的椎间关节。此病多发于中老年人和肥胖者。关节炎如果得不到控制，会导致关节畸形和功能障碍，严重影响生活质量。

（3）骨关节炎形成的原因

就像衣服穿时间长会破损一样，骨关节也会因为时间或者外力的原因而磨损退化。关节软骨这块垫子被越磨越薄，使得软骨下的骨膜受到刺激，骨膜发炎又会加重软骨的磨损。当软骨磨穿后，下端的骨

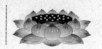

头就会暴露出来，骨端相互摩擦，造成骨质增厚，畸形，形成骨刺。

（4）骨关节炎的易患人群

来自河北的小牟是个"重量级"人物，身高175cm，体重102kg。据小牟介绍，他在初中的时候就基本形成了目前这个体形。小牟到医院并不是为减肥，而是因为双腿关节处感到明显疼痛，并且越来越严重，已经影响到他的生活。经医生诊断，他患上了严重的骨关节炎。

人到了一定的年龄阶段，骨的代谢能力都会减弱，软骨会变薄，骨和骨连接区的修复能力也会减弱，这时候很容易诱发骨关节炎。而且，骨关节炎还会特别青睐某些特殊人群，首当其冲的就是体重超重者，尤其是中年，特别是儿童期就开始肥胖的中年人，就如上面案例中的小牟一样。这是因为体重过重，脊柱、髋关节、膝关节和踝关节都要承受过大的压力。而且更为糟糕的是，随着体重的增加，人体几乎很少再运动。这样一来，身体的肌肉，特别是受重关节处的肌肉就要比正常人更为软弱，使得受重关节的负荷更大，患上骨关节炎的可能性也更大，而且病情会比较严重。

（5）防治骨关节炎的方法

①进行适当有氧运动。适度规律的有氧运动，能够增加关节内的血液供应；加强肌肉力量的运动，维护关节的稳定性。值得注意的是，运动前要先做热身，运动后要进行肌肉按摩，否则会因肌肉紧张而增加关节受伤的机会。

②避免长期穿高跟鞋。关节是骨中最薄弱的地方，很多女性爱美，冬天不喜欢多穿衣服，关节受阴冷空气侵蚀，很容易患病。此外，长期穿高跟鞋会加重踝关节和膝关节的压力，致使关节软骨磨损严重，引发关节炎。女性平时最好将高跟鞋和平底鞋交替穿，也可以选择受力面较大的坡跟鞋，以减轻关节处的重力。

③患病后运动要适量。一般来说，骨关节炎初期，通过适当、合理的运动，利用骨的自我代谢功能，能够控制病情。但一定要注意适量，不要以为动得越多越好。正确的做法是在专业人士的指导下，进行特定部位的肌肉运动。使关节周围的肌肉加厚，肌力增强，这样可以稳固关节，增强关节周围的力量，有利于缓解病情。此外，还可以进行一些舒缓的运动，如散步，也利于病情的控制。

2.颈椎病

(1) 何谓颈椎病

颈椎病也是骨病的一种，是由年龄或者外部压力引起的颈椎变化而出现的一种疾病。近年来，颈椎病在我国的发病率越来越高，并且呈现年轻化趋势，尤其是办公室白领，更是高危发病人群。

(2) 颈椎病形成的原因

长时间伏案工作，使脊椎变形的可能性很大，再加上不正确的坐姿，以及缺乏锻炼，肌肉经常处于僵硬状态，会影响到根神经、椎动脉、脊髓等形成颈椎病，严重时还会波及心脑血管、肠道等组织血管，从而发生高血压、冠心病等心脑血管疾病。

(3) 颈椎病的易发人群

办公室一族林小姐是一名出色的办公室白领，工作成绩优秀，新升任了经理助理。有段时间，林小姐常常在早上起床的时候感觉胸部疼痛，按压乳房也会有痛感。症状跟经期乳房胀痛有点相似。起初她只是以为是生理周期的正常反应，并没有在意。可连续半年，这种疼痛一直存在，并且伴有肩部酸疼，上肢麻木无力等症状。她怀疑乳腺出了问题，于是到医院就诊。结果医生检查后发现她的乳腺并无异常，就建议她去骨科拍X光片。X光片显示颈椎处有明显增生。林小姐之所以出现胸部疼痛，是因为支配乳房区域的颈6~颈7神经根受到颈椎骨赘压迫所致。由于长期伏案工作，林小姐的颈椎要承受很大压力，从而导致肩部肌肉劳损以至骨骼、软骨受损。

（4）颈椎病的防治

①定时改变头部体位。办公室一族预防颈椎病最简单、最好的方法是定时改变头部体位。每隔半个小时，抬抬头，向四周轻轻活动颈部，一定不要长时间保持同一个姿势工作。

②加强肩部的肌肉锻炼。感到肩部有点酸痛的时候，站起身来，做一下扩胸运动，或者头部前后仰运动10次，动作要轻。

③保持正确坐姿。"坐班族"尤其要注意坐姿，有些人在工作时，注意力过于集中，恨不得把脑袋钻进电脑里，这是一种很坏的习惯。坐在电脑前，应稍稍往后倾斜，如果经常忘记，不妨在椅子上加个靠垫，身体后倾，倚到靠垫上，同时，头部微微后仰。坐立时，要坚持三个90度角的原则：膝盖关节成90度角、大腿和上身保持90度角或者稍大于90度角、肘部关节保持90度角。

④要养成正确睡姿。有些人喜欢枕高枕头，不要以为高枕就能无忧了，反而是高枕藏忧。枕头过高或者睡姿不正确，都会造成颈椎侧弯，使肌肉、韧带等附近组织的平衡失调，导致各种疾病。睡觉时，右侧卧最好，适当变换其他卧姿，不可长时间压住胳膊和肩膀。睡枕的高度不要超过10厘米，并且要符合人体的生理曲度，软硬合适为宜。

⑤注意颈部肌肉的锻炼。方法是身体靠墙坐着，用后脑勺向后顶墙，注意头不要动，只是颈部肌肉收缩。或者将双手交叉放在颈后，双手往前用力，头颈部往后用力，每3~5秒做一次，每天100次左右。此外，散步和保健操都对防治颈椎病有一定的作用。

骨质疏松：无声无息的流行瘟疫

在骨骼的代谢过程中，矿物质起到了很重要的作用，因此，骨骼的代谢在医学上也称作"矿化过程"。把身体内新吸收的矿物质融入骨骼中，这个过程需要诸多矿物质的参与，尤其是钙和镁，另外还要有少量维生素和一些微量元素，以及胶原蛋白。也就是说，只有骨骼矿化所需要的物质充足，成骨细胞才能释放出足够的钙质、硅质等骨骼成分。反之，如果这些物质不足，骨骼的健康就保证不了。影响这些物质吸收的原因有很多，最主要的是饮食。另外，运动、身体条件等也会对骨骼的矿化产生影响。现代人患骨质疏松症的比例增多，年龄提前，与饮食和生活习惯不无关系。骨质疏松具有"三高一低"的特点：

1.发病率高

从青少年到老年、从男性到女性都可能遭此不幸，据统计全球有2亿人患有骨质疏松症。在美国，这一数字已经超过了心肌梗死、脑卒中和乳腺癌的总和，并且发病率呈现逐年增高的趋势，尤其是老人和绝经后的妇女。

2.死亡率高

由骨质疏松引起的并发症的死亡率位居第四位，跟乳腺癌的死亡率持平。如果稍微疏忽，一个跟头就可能要了你的命。美国研究人员曾针对髋部骨折一年后的患者进行过一次调查，数据表明有1/5的患者死于肺炎、血栓等各种并发症。

3.高致残率

骨质疏松可以大大增加骨折的机率，患者可能会因为咳嗽这样的小动作就导致骨折，骨折严重的还会压迫神经，引起神经功能的障碍，导致瘫痪。

4.早期发现率低

这也是为什么我们称它为悄无声息的流行瘟疫的原因。骨质疏松是一种隐匿性极强的病变，若非借助仪器，一般不容易察觉，并且通常会跟关节炎的疼痛相混淆，很容易被忽视。

曾接触过一名骨质疏松症患者，64岁，已退休大学教师。她说自己在四十多岁时一次学校组织的体检中查出患有轻度骨质疏松，通过咨询和查资料，大概了解了一些骨质疏松的知识，也知道它的危害。但是，由于工作较忙，身体还没有出现很严重的状况，就没怎么注意，以为多吃点小鱼干，多喝些牛奶，每天服用钙片就不会有问题了。可事情却没有像她想象的那么简单。一天，她在自家擦玻璃，不慎从凳子上跌落，当时觉得腰部剧烈疼痛，她努力了几次都没有站起来，腰脊就像断了一样。后来被家人送到医院，诊断结果是第三腰椎压迫性骨折。如果她早些注意，早预防也不会出现这么严重的后果了。

值得重视的是，骨质疏松在现在已经不只是老年病，低龄化趋势越来越明显，尤其是女性年轻患者增多。究其原因，还是不良的生活方式造成的。一位24岁的年轻女患者，深受"骨感风潮"的影响，总觉得自己很胖，其实她的体重很标准。为了减肥，她只吃低热量的食物，并且饮食量也被严格控制。这种饮食方式持续了两年的时间，她的确得到了自己想要的魔鬼身材，却也因此付出了惨重代价——月经量减少，甚至连续数月出现绝经，并且骨质密度大大降低，患上了骨质疏松症。这是因为过度减肥引起营养失衡，造成钙摄取不足，因而提前发生骨质密度降低。奉劝年轻女性不要为美丢了健康，将自己推向未老先衰的行列。那么，骨质疏松该如何预防呢？

1.补钙要从小抓起

身边的很多中老年人都热衷于补钙，其实，这个时候才意识到保持骨质的重要性已经有些晚了。要改善骨质，就要从小抓起，因为小时候身体的各项机能都充满活力，更容易打下好的基础。中年以后，人体已经进入衰退期，身体的吸收能力减弱，即便补了很多钙，身体也不能全部吸收，所做的努力基本上是徒劳的。

因此，健康的骨骼要从孩子抓起。在孩子小的时候就要有意识地给他摄入一定量的钙和矿物质。食物中钙的主要来源是植物性食物，而我们通常认为含钙丰富的乳制品里实际含钙量却很少。所以，要改变目前不当的饮食习惯，多吃含钙丰富的食物，如鱼、虾皮、大豆、豆腐等。

像上面那个例子中的女孩，为了瘦身，恶性节食，导致身体所需要的能量不足，不仅钙的摄入量减少，造骨细胞的活性也大大降低，到这个时候再单纯补钙，也不会有作用。因为身体各器官是相互协调运作的，任何器官都不可能单一的进行循环。女性比男性患骨质疏松的机率要高出一倍，是因为女性一生要经历两次骨质流失高发期，一次是因为雌性激素水平下降导致绝经后骨质疏松，另外超过70岁的女性会跟男性一样遭遇老年性骨质疏松。而年轻时的节食，导致这些女性在进入更年期后不能维持她们正常的骨质密度，而这个时候又恰恰是骨质开始流失的一个时期。

2.补充维生素D

补钙的目的是为了让身体吸收，如果摄入了大量的钙而身体不能吸收，如同吃进了一堆废物。钙要在身体很多元素的作用下，才能形成骨骼。其中，维生素D对促进钙的吸收起到了很关键的作用。维生素D有调节体内钙、磷代谢，维持血钙和血磷的平衡水平，保证骨骼正常发育和代谢的作用。维生素D对骨骼的作用主要通过两个方面实现，一是提高肌体对钙、磷的吸收，使血浆钙和血浆磷的水平达到饱和程度；二是促进骨骼钙化，维护骨骼生长和牙齿健全。平时多吃富

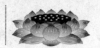

含维生素D的食物，如海鱼，有利于钙的吸收。多晒晒太阳也是补充维生素D的好方法。

3.保持充足的蛋白质摄入量

蛋白质是人体组织细胞的基本单位，对骨基质的维护有很大作用，人到中老年要保证满足机体的蛋白质营养需要，摄入充足的食物蛋白。可以多吃一些富含高蛋白的食物，比如鸡蛋、瘦肉、牛奶、豆类和鱼虾等等。

4.不吸烟和少饮酒的良好习惯

烟草和酒精中的有害物质可致成骨细胞中毒、破坏，使得骨量降低而诱发骨质疏松。所以想要预防骨质疏松，就要戒酒戒烟。另外，烟酒不仅会导致骨质疏松，而且对人体的五脏六腑都有影响。

5.适当加强运动

除了均衡饮食以外，运动也可以预防骨质疏松。可以通过快走、慢跑、跳绳、散步等活动，对骨骼施加压力，这样做能够增强骨骼密度和质量。根据自己的情况选择不同的锻炼方法，时间最好在半个小时左右，不宜过久，也不能太短。

骨质增生：骨病可能不在骨头上

除骨质疏松外，还有一种常见的骨骼疾病是骨质增生。骨质增生，顾名思义就是骨头增多了。医学上的解释是钙质在骨以外的组织中异常沉积。

那么，骨质增生是不是体内的钙太多了？其实不是。骨质增生也是一种退行性疾病，一般来说，中年以后发病率较高。这是因为随着年龄的增长，关节处的骨头经过长期的磨损，软骨变薄，骨韧带松弛，软骨两端的骨头相互磨损，增生由此产生。不过，骨质增生的发病情况近年来逐渐呈现出年轻化的态势，因此，年龄的增长并不是诱发这种疾病的唯一原因，要想弄清这个问题，还要从身体的整个系统来观察。一般来说，除年龄原因外，造成骨质增生还有以下两种原因：

1.身体器官的相互协调出现问题

人体是个精密的仪器，只有各个器官和体内物质的相互作用才能保证某一器官的正常运作。从中医理论讲，当人的气血下降到一定的水平后，肌肉中的血液供应量就会出现不足，从而导致肌肉缺乏张力和弹性，失去对骨头的稳定作用，那么骨与骨之间的摩擦就会加大，甚至还会出现倾斜。此时我们的身体就像被砍掉一半的大树，时刻面临着倾倒的危险。不过，如果没有飓风、暴雨等强大的外力作用出现，大树很快会在被砍掉的部位长出新的枝丫，以起到支撑的作用，身体也是如此。身体本身就有自我适应自我调整的能力，此时，这个能力就会发挥作用。像大树一样，人体会在骨与骨相连的部位，长出一个突，辅助支撑骨头，代替部分肌肉功能。从这个角度上讲，骨刺并不是病，而是身体的一种自我保护和自我适应措施。

2.内分泌失调

我们知道，健康的骨骼是要以钙的良好吸收为前提的，如果身体内的钙得不到吸收，就会在组织部位沉积，形成骨刺。内分泌失调是这类骨刺形成的主要原因。内分泌功能失常，会使钙磷的代谢异常，钙的吸收减少，导致多余的钙堆积。

3.意外导致骨骼受伤

除以上两种原因以外，由于一些意外情况而导致的骨骼受伤也是形成骨质增生的原因之一。

一般来说，除了年老骨质退化和意外造成的骨质增生，其他原因造成的骨质增生可由身体自行解决。

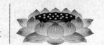

针对气血不足造成的骨质增生，提升气血就可以了。提高血液的总量，增强血液循环能力。气血提升后，心脏可以输送足够的血液到肌肉，肌肉的张力增大，弹性恢复，身体就不再需要增生骨组织的支撑，人体的自愈系统就会把多余的骨组织"吃掉"。

针对代谢异常出现的疾病，可以通过调整饮食来改善。维生素D对于钙的吸收起很关键的作用。若是钙的吸收不充分，可以适当服用维生素D或者多进食富含维生素D的食物。这些食物有鱼类、鲜虾、动物肝脏、蛋黄、奶油、黄油、奶酪、肉类、奶、水果、坚果、蔬菜及谷物等。

补钙不科学，补了也白补

62岁的何大妈在下楼的时候不慎摔了一跤，当时感到腰臀部剧烈疼痛，家属将她紧急送到医院，拍了X光片后，发现左股骨颈和腰椎骨折。

小杨的儿子今年才4岁，前胸的胸骨深深下陷，胸部高高隆起，就是我们常说的漏斗胸。漏斗胸可能是胎儿发育时期母体缺钙造成，也可能是胎儿出生后，钙摄入量或吸收率低造成的。总之都是缺钙！

近年来随着骨质疏松症患者越来越多，补钙之风骤然兴起。在补钙的同时，很多人不免会产生诸多疑问：为什么一直很注意补钙，还会患骨质疏松症？不同年龄的人群该怎样补钙？补钙的最佳途径是什么？人体到底需要多少钙？是不是钙补得越多越好？这些的确都是我们应该搞清楚的问题。

1.钙在机体中的作用

钙是人体最不可缺少的重要元素之一，是骨骼的主要组成成分。身体的免疫细胞和血液主要是在骨骼中形成，所以人体的各个部分都依赖钙而存在。钙除了作为骨骼的主要成分，支撑身体的重量外，还参与人体的各种生理功能。如在细胞质中游离钙作为主要信使，调节细胞增殖、分化、运动以及激素分泌、肌肉收缩、神经元兴奋及糖原代谢等；细胞外的钙还参与成骨、凝血、酶活性的调节、降低毛细血管的通透性等。所以，强壮的骨骼需要钙、坚实的肌肉需要钙、破损的伤口也需要钙。

人体的骨量在各个年龄阶段不同。在20岁之前，处于生长发育阶段，骨骼一直在增长，这个时期需要的钙量也随之增加。之后10年持续缓慢增长，30岁左右到达顶峰。之后，随着年龄的增长骨量开始下降，骨骼的完整性遭到破坏，骨骼不再坚实而是出现了一些微小的间隙，就像糠了的萝卜，这就是骨质疏松。

钙的吸收在不同年龄段呈现不同特点，婴幼儿、青春期以及孕妇和哺乳期妇女对钙的需要量大，此时吸收的也好。成年后钙的吸收率逐渐下降。也就是说，钙的需要量和吸收量成正比，这不是人为决定的，身体内有个自动调节的泵。

2.为什么我们会缺钙

钙在身体内除了被吸收利用外，还有一部分被排出了体外，正常人每天排出钙260~350毫克，有些特殊行业，如高温作业者每天大约丢失1克。身体的一些激素例如甲状腺素、甲状旁腺素、肾上腺皮质激素作用过多，也会加大钙的流失。

以植物性食物为主的膳食结构是我国居民缺钙的主要原因。因为谷物中含钙很低，并且植物中的酸会破坏钙的吸收，再者谷物经过精细加工后，在加工过程中损失了大部分矿物质和维生素。另外，日晒不足，维生素D缺乏也会导致钙吸收不足。

此外，一些不良的生活习惯也是导致钙流失的重要原因。如青少年吸烟会影响骨量的增加，老年后容易出现骨质疏松；饮酒尤其是啤酒会加重钙的流失；过量饮用咖啡会促进骨溶解以及增加钙的排出；

喝过量碳酸饮料、吃得过咸等都是导致钙流失的原因。

3.人体需要多少钙

因为人的骨量在各个年龄段不同，人体对钙的需求量也随着生理状况的变化而改变。在生长发育的高峰期，钙的需要量为最大。孕妇和哺乳期的妇女，除了要供给自身外，还要供养孩子，所以这个时期钙的需要量也比平常多。

中国营养学会推荐：每天，10岁以下的儿童钙的摄入量为800毫克，10~12岁为1000毫克，13~15岁为1200毫克，16岁以后为1000毫克，成年后800毫克。孕妇怀孕前三个月为800毫克，怀孕中期4~6个月1000毫克，后期和哺乳期为1500毫克。特殊工种的作业人员，以及特殊疾病患者要根据自身情况增减。

4.补钙的最佳途径

缺钙会引起中老年骨质疏松和小儿的佝偻病等骨骼性疾病。缺钙还可一定程度加重动脉粥样硬化、冠心病；缺钙的孕妇患高血压的风险也比正常孕妇高；钙的摄入量还跟患结直肠腺癌的机率成反比，每天给摘除结直肠腺的患者补充钙剂1200毫克，可一定程度降低结直肠腺癌的复发；缺钙还会增大肾结石的患病机率。膳食中充足的钙可以有效降低铅等金属元素在肠道的吸收，从而防治铅中毒。因此，补足身体需要的钙量，是预防各种疾病的重要措施。

钙的最佳来源是乳品和豆制品。每天喝一杯牛奶，约半斤，就可以获得大约260毫克的钙，相当于每日钙供给量的1/3。另外，豆制品含钙量也很高，每100克豆制品中含钙164毫克。所以，每天早上喝一杯牛奶或豆浆是最好的补钙方法。而民间流行的炖骨头汤补钙的方法并不可取，因为骨汤中钙含量很低，吸收率也不高，且脂肪含量高，补钙效果并不显著。

5.钙过多的不良影响

在我们一路高喊着补钙的同时，还要注意一个问题，并不是摄入的钙越多就对身体越好。有研究者得出结论，当每日钙的供给量超过2000毫克时，就会出现不良影响。首先，患胆结石的机率增大。摄入钙过多，还会形成高钙尿，增加形成肾结石的危险性。

腿上的养生秘药

俗话说"人老腿先老"，这是因为人的腿就像树的根一样，树根不行了，枝叶自然就失去了养分的来源，枯萎甚至死亡都无可避免。同样的道理，与脏器相比，人体的骨骼、肌肉和皮肤的老化相对较早，并且其老化的程度也显而易见。腿部在人体各部位中负担最大，它是人体的支柱，不但每天都要承受着一百多斤的重量，还要肩负起行走、运动的重任。所以跟其他部位比起来，人的腿会更早出现衰老的症状。如果你感觉腿部的肌肉开始变得松弛无力，不听使唤，稍微活动一下就会疲惫不堪，说明它已经开始"老"了。腿老了，身体就失去了活力，人也精神不起来了。

如果不想过早衰老，就必须要多加强腿部的运动。南怀瑾先生90多岁高龄时，依然身体轻灵，原因就在于他练就了一双"好腿"。他曾说，一个人的长寿与双腿双脚有着密不可分的关系。而且还要求入门的徒弟必须能够双腿盘坐三个小时以上。他认为能够做到这一点，说明腿力很好，必然精力充足，气血旺盛，头脑反应敏捷。适量锻炼腿部，相当于给自己开了一副延缓衰老的良药。

下面，就给大家介绍几种锻炼腿部的小方法。

1.踢腿

一只手扶在墙上或树上，抬起一脚，脚尖努力向前向上翘起，然后猛力向后甩（初学者，可以适当轻缓），此时，脚尖用力向后，绷直脚面。两腿交替练习，轮番做2~3分钟。

2.扭膝

两足平行靠拢，双腿屈膝微微下蹲。双手放在膝盖骨上，扭动膝关节。顺时针、逆时针各做10次。这个动作可以增强膝关节的活力。

3.下蹲

这个动作就像武术基本功中的马步类似。双腿并行分开，微微下蹲，上身保持直立，膝关节弯曲90度角，双手平行伸展。保持这个姿势一分钟，然后缓缓起身。连续做5分钟。

4.干洗腿

身体的很多经络通行于腿，常做这个运动可以使腿部血液循环畅通，起到舒筋活血的功效。方法是：双手紧抱大腿根部，从上到下，用力向脚尖按摩。然后用同样的方法按摩另外一条腿。重复10次。然后用手把腿肚握紧，做旋转揉动，持续3分钟。

5.压腿

将一条腿放在床或者椅子上，另一条腿撑地，两腿成90度角。抬起的腿尽量伸直，由上而下慢慢敲打腿筋，然后将头部靠向脚尖，背部保持挺直。两腿轮番，重复6次。

6.搓脚

端坐在床上，或者地板上，两腿平行向前伸直，低头前伸，用两手搓脚约20次。起身，收脚。将一只脚搭在另外一条腿上，用手搓脚心100次。双脚轮番进行。

7.蹬脚

这个动作就像在空中骑自行车。人躺在床上，抬起双脚，由缓慢到快速，蹬脚5分钟。

8.暖足

上述动作全部完成后，打一盆温水，水温在40℃为宜，将双脚浸泡其中。这样可使全身血液流畅，保证很好的睡眠。

腿部的锻炼和健身方法有很多，但是最重要的前提是要符合自身的情况，有针对性，有条不紊地练习，不能急于求成，也不可练之过急，时刻铭记，唯有持之以恒才是最重要的。

"腿药"解决亚健康

大家都听说过亚健康，它跟慢性病一样，成为困扰现代人的一种普遍疾病，世界上约有1/3的人处于这种健康与非健康的临界状态，尤其是生活压力较大的上班族，最容易患此病。

我们一般认为从事健身和体育工作的人不会出现亚健康。可作为职业健身教练的李健，却也"染"上了这场流行病。李健一向幽默开朗，是俱乐部的活宝。前段时间俱乐部搞一次大型活动，升任营运经理的李健，要跟全国几个知名的俱乐部联系，有时一天要跑两三个城市，工作压力和工作强度都非常大。这段时间，妻子明显感觉到李健的情绪不对，跟以前判若两人。他常常控制不住自己的脾气，有时候还会在夜里一个人大哭，一向生龙活虎的他对加班产生了前所未有的厌烦，回到家也不愿跟妻子在一起。妻子很着急，打电话到医院咨询。在医生的建议下李健做了全身检查，并没有发现异常。根据他的情况，医生诊断为亚健康，劝他多休息，加强锻炼。

李健得知自己没有出现器质性的病变，心理上放松不少，自己又是健身教练，因此对自己身体的康复很自信。由于工作原因，李健对人体非常熟悉，他知道下肢对于人体健康的重要性，因此决定从锻炼下肢入手，赶走亚健康。这招还真灵，不到两个月，他又恢复了以前的活力。他采用的方法是刺激腿上的关键区域，下面就给大家介绍一下：

1.腿部通透

足三阴经和足三阳经分别通行于腿的内外两侧。所谓腿部通透也就是疏通这两条经络。李健使用的方法是踮脚走路。踮脚走路有足尖走路和足跟走路两种。足尖走路就是将足跟绷紧提起完全用足尖走路。每日步行走百步，有利于通畅足三阴经，还可以锻炼屈肌。足跟走路就是把足尖伸直翘起，完全用足跟走路，这样可以疏通足三阳经，还能练小腿前侧的伸肌，同样步行百步。两者交替进行。老年人和体质较弱者不建议做，以免摔倒。

2.刺激反射区

人体各器官在足部有着相对应的区域，这些区域能够反映相应脏腑器官的生理病理信息，这就是"足部反射区"。按摩足部这些反射区，可以调节人体各部分的机能，刺激血液循环，达到强身健体的目的。足部的反射区面积大，即使不那么精确，也会有一定的效果。足部的反射区在膝盖部位以下，包括小腿、脚踝、脚底、内侧和外侧，并不仅限于足底。晚上泡脚后，顺着小腿慢慢往下按揉，一直到脚趾，每天20分钟。

3.拔筋

所谓拔筋，也就是用力撑腿，获得筋肉伸展之感。压腿和劈腿都是很好的办法。这对于健身教练很容易，但一般人很难完全劈开两腿。这里介绍另外一种简单易行的方法：坐在地板上或者床上，两腿伸直，两脚脚跟用力前蹬，脚趾后勾，尽量突出脚心，让脚窝和腿窝之筋有抻拉感。

4.灵活关节

腿部的关节有两处：膝关节和踝关节。半蹲，两脚平行微分，左右转膝20次，前后动膝20次。然后起身，脚尖踮地，活动踝部。足三阴经和足三阳经的重要穴位基本上在脚踝附近，因此，多运动踝部，可以提升足三阴经和足三阳经的经络之气。

5.循经敲胆

胆经是足三阳经中的一支，直接连通肝脏，行经大腿外侧。敲胆经是中医流行的提升气血的方式。敲胆经的目的是促使胆汁分泌。胆汁在人体内起到分解食物的作用，胆汁分泌不足，体内的食物就无法彻底被分解利用，人体所需要的能量跟不上，身体自然就不会健康。

吃了这副"腿药"后，李健很快恢复了健康。这副药的好处是有病没病都能吃，有病治病，没病防病。每日如此运动一番，心情会变得爽朗，心理压力自然减轻不少。

敲骨胜于补钙

小时候，爷爷忙碌一天回来，总要我给他敲打敲打脊梁骨。我将小手攥成拳头，沿着他的肩膀往下，一路敲打下来，爷爷闭起眼睛，一边晒着太阳，一边指挥着"这里……左边……重一点"，直到他满意地舒口气，笑着说："累了吧，小家伙"，我的任务才算结束。

后来在书中和电视中也看到过很多类似的场景。古典小说《红楼梦》中，对捶腿捶背多有叙述。贾府中的夫人、太太们就经常让丫鬟给推背敲骨，不同的是，丫鬟们手中的工具是一把特制的"美人拳"，也就是木制的小锤，圆滑的前端用皮革裹着棉花包起来。原来古代的老爷太太们热衷敲骨，并不只为缓解疲劳，敲骨还有健身的功效。可见，这是一种流传已久的健身方法。

人的身体由骨骼支撑成形，人之精气全在于髓。精、气、神、皮、筋、宫、经、脉这些都是由骨调动起来。人体经脉、气血依骨而生。因此，敲骨可以疏通经络，提升人体气血。我国古代医籍对敲骨健身也早有记载。《千金方》中说，手脚怕冷的人，可以从上至下捶打，直到打热为止。《医宗金鉴》中对敲骨也有描述："杖梗即木棒也，长尺半，直径如钱大，面杖亦可，盖受伤之处，气血凝结，疼痛肿硬，用此木梗微微杖击其上下四旁，使气血流通，得以四散，则疼痛渐减，肿硬消也。"是说在肿胀凝滞处周围用木棒敲打，可以舒筋活血，消除肿痛。这些记载说明，敲骨的确是一种既方便又有成效的方法。

人体的穴位都在骨头上，敲骨正是对穴位的按摩。中医讲，穴位是经络气血所输注的部位，也是经络接受外部刺激的反应点。经常敲打这些穴位点，能够提升人体精气，增强机体的抗病能力。背部肉少，穴位多，捶打起来方便，能够起到很好的效果。背部有很多穴位，例如：定喘、中喘、阳关、命门、大椎、膈俞等，肩部有肩髃、肩贞等，腿部有膝眼、阴谷、梁丘、血海、足三里、阳陵泉、委中等穴位。这些穴位都依靠经络联在一起，形成一条条线。这些经络，像盘龙一样，依附在骨头上，盘绕在人体全身，它们是运行气血、沟通表里、联络脏腑、调节各个器官功能的通路。敲打经络，可以加强周身经脉的联系，贯通脉络，促进血液循环和脏腑的代谢，使全身轻松，精神焕发，心情愉快。

中医认为，骨为肾主，肾功能的好坏直接影响着骨的质量，同时骨被激活了，也利于调动肾的功能。古人用"美人拳"敲骨便是这个原理。现代有很多人通过补食钙片来强化骨质，其实这并不是个好办法。缺钙者补钙自然不是坏事，但是补了能吸收才行，如果不能被骨头有效地吸收其结果便会逆反，而那时吸收不进去的钙便会成为负担，危害你的身体健康。常言道"满招损"，补得多了吸收不了就容易得结石症和血栓。

所谓"药补不如食补，食补不如功夫"，下面向大家介绍一个活化骨髓，提升气血的敲骨功夫法。

1.工具

选用一根树藤，长约一米，直径3厘米为好，抛光表面。之所以选藤，是因为藤非草非木，灵活柔软。

2.要领

脱掉外衣，初学者可以加厚内衣。右手握藤，从胸腔开始，自上而下，由左往右，由内而外，敲到小腿处。然后换左手握藤，依次自上而下。然后双手合握共击脊椎，20下左右。如果自己不方便，可以找人代劳，但是一定要掌握好力度，以舒适为宜。

敲完后，放下双臂垂于两侧。缓缓抬起身体，同时抖动双臂，脚尖踮地，脚跟抬起，身体随手臂的抖动上下起伏。

这个方法可以在早晚各做一次，早上敲内侧，晚上敲外侧，可清浊祛淤，消阻除滞，祛旧纳新。这个方法对许多病都有效，坚持下去能有效治疗男性阳痿、早泄、前列腺增生等症，患有腰酸腿软、头昏脑涨、肌肉无力和手脚麻木，偏瘫等疾病的人也都可以尝试这种方法，疗效显著。

敲背好处多：疏通膀胱经

中医讲，背部是督脉所在，脊柱两侧是膀胱经，此处有50多个穴位。通过敲击这些穴位，可以运行气血，调节肝脏的功能，甚至可以治疗某些疾病。例如，按压背部的肝俞穴，能治胃、肝、眼病以及神经衰弱、肋间神经痛等；按摩胆俞穴，可以治疗胆囊炎、口苦、肋痛等症。

另外，疏通膀胱经还有一个很神奇的疗效，那就是祛痘。有个朋友的女儿今年22岁，长得乖巧可人，美中不足的就是脸上长满了青春痘。红红白白一片，看起来很吓人。女孩为这事相当苦恼。她妈妈给她买了好多药水，瓶瓶罐罐一大堆，就是不起作用。这下把妈妈急坏了，只好求助中医。医生说她膀胱经不通，体内毒素淤积。给她在膀胱经行之处拔罐，每周一次。两个月后，女孩的症状明显减轻，脸上的小包逐渐消退，只是还有些红印。

有青春痘的女孩可以在家人的帮助下在自家进行，药店里就能买到拔罐器。第一次拔罐时，如果发现背部淤青，说明寒气很重，膀胱经受阻。拔罐后，敲敲后背。敲背的目的也是为了疏通膀胱经和督脉。因为这两条经脉是人体最大的排毒通道。膀胱经不通，体内的毒素如何排出？毒素排不出，青春痘自然就很难愈合。膀胱经还是寒气入体的一道屏障，如果身体受寒，气血凝滞，多是因为膀胱经不通。

督脉也是如此。我们经常在武侠片中听说"打通任督二脉"，只知道这任督二脉很玄，很威猛，却不知道它具体是怎么回事。任脉在前，起于会阴，上行，沿着腹里到天突、廉泉止。督脉在后，共有28个穴位，也是从会阴起，经过长强，顺脊背逆行向上，至百会，下降至人中止。任督二脉刚好在人体正中，一前一后，相互连接，围成一个圈。武侠中所说的打通任督二脉，其实就是把人体中心脉打通，自上而下，自前而后。督脉有调节阳经气血的作用，故称为"阳脉之海"，主要负责肾脏和生殖机能，特别是男性生殖机能。我们说挺直脊梁骨，提升督脉，提高阳刚之气。敲背的方法有很多，松皮、拔罐、刮痧和敲击、点揉都是很有效的方法。有些瑜伽动作，也能够刺激到膀胱经和督脉，这些都可以采用。

简单的空手敲背，可单手握拳，沿脊柱两侧敲击，像叩门一样，轻轻叩击，手法宜轻不宜重，节奏均匀，着力富有弹性。受者可以俯卧在床上，每日一次，每次半小时。也可双手伸直，用掌侧砍击背部。动作要求协调、灵巧，捶打速度要快慢适中、着力要有弹性，用单手或双手均可。

敲背对于放松肌肉、缓解紧张情绪，有很好的作用。睡前敲背能安神助眠，也是治疗失眠的良方。注意，患有严重心脏病、颈椎病和晚期肿瘤等患者都不适宜用此法。

敲背法不易急于求成，需要慢慢的调理。敲背主要起保健作用，对于无明显不适症状的人，身体不会出现较大的反应，只要持之以恒，必定有成效。

关节骨骼小动作，收获大健康

之所以说骨骼是身体的一种天然良药，是因为只要你动动骨骼，就可以收获健康。不要小看这些不起眼的动作，它或许真能把健康带给你。下面就为大家讲一讲健骨养生的一些小动作。

1.手指操

首先将十指伸展并拢。两手掌向上抬起，手指肚（手掌部分分开）对应相抵。从小指开始，两指互相缠绕，顺时针、逆时针各16次。然后收回小指，回到最初指肚相抵的状态。双手无名指重复小指的动作，以此类推，直到拇指结束。

手指操简单灵活，容易掌握，活动随意，办公室中，公交车上，看电视的时候，随时可做。为什么小小一个动作，就有那么多神奇功效呢？

原来，全身的12条经脉有6条循行手部，与全身的脏腑、组织器官相通。例如，肺经穿过拇指，大肠经穿过食指，心包经连接中指，三焦经沟通无名指，小肠经行经小拇指。跟脚部一样，内脏在手部也有反射区。所以，手部的锻炼，几乎可以触及到全身所有的疾病。

另外，手的自由活动，取决于大脑的支配。经常运动手指，还可以刺激大脑。我们观察一下不难发现，从事精巧、细致的手工工作的人很少会患有脑萎缩或老年性痴呆症等大脑疾病。所以，经常动手还可以锻炼大脑，预防老年痴呆。

2.张闭嘴

闲暇之时，经常做张嘴闭嘴的动作，可以活动面部的肌肉，促进面部血液循环。最大限度地将嘴巴张开，同时用丹田之力深吸一口气，闭口时随之将气呼出。如此一张一闭，一开一合，连续做30次。通过对脸部肌肉的锻炼刺激大脑，深呼吸也有利于大脑供氧，促进血液循环，增强脑血管的弹性，有利于防治心脑血管疾病。

3.摇头晃脑

平坐在椅子上，让颈部肌肉放松，有节律地上下点头，不要用力过猛，速度也不要过快，否则会感到头晕，3分钟左右停止。然后再顺时针旋转颈部3分钟，逆时针旋转3分钟，每天2～3次。这种舒缓的颈部运动不仅可锻炼颈部的肌肉、韧带、血管以及颈椎关节，预防颈椎病，减少颈部皱纹，还可以改善大脑的血液供应，有利于预防中风以及高血压的发生。

4.轻拍双耳

耳朵上分布着多个穴位，经常拍打双耳，刺激这些穴位，能起到疏通经络，促进气血运行，调动体内正气的作用，从而增强身体免疫力，预防动脉硬化和高血压的发生。每天早、晚用温水洗脸后，用手掌拍打双耳。拍打时手掌与耳朵的距离保持在10～15厘米左右，每次拍打100下。用力均匀，轻柔，切忌过猛。

5.耸肩

双肩上提，然后缓慢放松，如此一提一松，反复进行，早晚各做5分钟左右。耸肩运动是颈部参与的运动，为颈动脉血液流入大脑提供了人工驱动力，迫使流动迟缓的血液加速流向大脑，因而能够减少脑血管供血不足和发生梗死的危险。闲暇时也可以学习一下印度舞，因为印度舞中有很多活动颈椎和肩部的动作，集娱乐和健身于一体。

6.洗颈

手掌合在一起摩擦至发热，然后迅速放至颈部左右两侧，继续按摩。用力中等，速度稍快，以皮肤发热、发红为度，每天早晚各做5分钟。干洗颈部，可以使颈部血管平滑肌放松，改善血管壁的营养吸收，促使已经僵化的颈部血管软化，恢复弹性，并能改善大脑供血。

7.击掌

自然站立，全身放松，排除杂念。双臂下垂，两手掌心相对，击掌，动作缓慢，用力适度，以击掌后手掌胀热为宜，连击30次。每天早、中、晚各做一遍。根据经络学说的原理，手指与五脏六腑由经络联系在一起，手上布满了敏感的穴位点。击掌可以激活这些穴位点，不但能健脑益智、增强记忆力、消除疲劳，还可以防治动脉硬化、高血压、冠心病、老年痴呆症。因此，从今天起不要再吝啬你的掌声。

8.捏腋窝

腋窝内布满着丰富的动、静脉及神经元，按捏腋窝能加速全身血液循环，并调节脑血流量，稳定血压。具体方法是：左右臂交叉放于胸前，左手按捏右腋窝，右手按捏左腋窝，运用腕力带动中、食、无名指有节律地轻轻按捏腋窝肌肉。每天早晚各捏腋窝5分钟左右。

9.伸懒腰

两手交叉于胸前，自胸至头顶上伸，用力先轻后重，与举重差不多原理，如此数次。当身体长时间保持一个动作，尤其是伏案工作过久时，肌肉组织内的静脉就会松弛，导致血液淤积，使血液循环容量减少。伸个懒腰，会让大部分肌肉强烈收缩，持续几个动作后，很多淤积的血液又被赶回了心脏，这样就大大改善了血液循环，有利于预防心脑血管病的发生。

以上这些小动作，简单轻便，随时随地都可以做。闲暇无事的时候，伸伸腰，动动嘴，就可以把疾病消灭于无形之中，何乐而不为？

练一练骨骼保健操

我们的骨骼不仅仅是用来工作的，还可以治病，而我们常常忽视了它这个功能。下面就给大家介绍一套骨骼保健操，它对全身的骨骼肌肉能起到整体的锻炼效果。

1.卧位练习

穿上宽松的衣服仰卧在床上，两腿弯曲，脚跟贴在床面上。双腿尽量分开使膝盖一侧和脚侧面挨到床上，你会感觉腿部肌肉有拉伸感，停留三四秒钟后收回，两膝并拢。如此反复做20次。然后将双腿弯曲，贴近胸部，右腿伸直平放，尽量让整条腿完全贴近床面，停留3~4秒钟后收回。左腿重复右腿动作。两腿交替做20次。接着采取侧卧位，右腿伸直，以膝盖为轴前后摆动10次，然后以髋部为轴，大腿前后摆动10次。换左腿重复。平躺回原来的姿势，然后慢慢弯曲膝盖，让双脚轻松地放在床面，背部微拱起（不须刻意抬高背部），肩部贴在床上，然后用力缩小腹，让臀部和背部平贴在床上，一定要避免依靠臀部与大腿的肌肉用力，保持5秒钟，放松。注意在运动过程中一定要调匀呼吸。如此连续做10次。

2.立位练习

双手扶墙做双腿交替摆动，前后、左右各10次。可以保持下肢的活动度，改善血液循环，从而避免神经周围的炎性肿胀压迫到神经。

站姿训练　身体靠墙，让头、肩膀以及臀部紧贴墙面，脚跟距离墙面5~6厘米。站立时肩膀放松，维持腰部的弧度，然后收缩下巴，感觉到脊椎有拉伸之感，然后收紧腹部和臀部肌肉，背部紧压墙面，这样在锻炼背肌的同时，还可以保持背部骨骼的正确姿势。站姿训练对办公室一族很实用。

3.走路姿势的训练

散步也是很好的锻炼骨骼的方式。但是，有效果的散步不是随便走几步那么简单，走路也要有样。走路时必须让头保持平直，眼睛直视正前方，尽量保持背部和颈部伸直，下巴与地面平行、微缩小腹，让肩膀自然地摆动。整个过程不要太僵硬，只要平时多注意，习惯就成自然了。昂首阔步还能够给人生机勃勃、昂扬向上的感觉。

4.扩背运动

端坐在椅子上，两脚自然分开平放于地上，保持背部挺直，目视前方，手肘弯曲90度角。在自然轻松的状态下将双手肘及肩膀尽可能的向后扩展，扩展到极限后保持该姿势5秒钟，然后收位。在这个过程中尽量放松呼吸，保持呼吸顺畅，连续做10次。

5.抬膝盖运动

挺胸坐在椅子上，双手自然平放在大腿上。同时收缩小腹，两眼微闭，调整呼吸。然后慢慢抬高膝盖至最高限度。在抬高膝盖时，记住要保持背部挺直。当抬到最高处时，坚持5秒钟，然后慢慢再放下。依照自己的体力，重复做几次。此运动可以强化大腿骨骼。

6.小腿拉筋运动

手扶桌子或者椅背，双脚与肩同宽，一前一后分开站立，之后弯曲前腿的膝盖并维持后腿膝盖伸直。将重心放在前脚，慢慢弯曲直到感觉到拉到后腿小腿肌时，保持此姿势5~10秒，再换另一脚重复一遍。伸展过程中尽量保持脚后跟平贴在地面上。重复数次。这个运动可以伸展大腿及小腿的后侧肌肉，改善坐姿。

这套操可以锻炼到人体主要的骨骼部位，尤其是肩、脊、臀、腿这些关键部位。通过这些规律而持续的运动可以强化造骨细胞，提高骨骼的耐受力，进而提高骨密度，预防骨质疏松等各类骨骼疾病。

第三章

皮肉为药，将病患挡在身外

皮肤和肌肉是一对好兄弟，它们互相依存，紧密配合，互为表里，光滑紧致的皮肤要靠充满弹性的肌肉来滋养，肌肉衰老了，皮肤也就松弛了。而肌肉也需要通过皮肤吸收水分和氧气。健康的肌肉就像一颗"青春养颜丹"，带给我们美丽的容颜和勃发的生命活力。延缓衰老，留住青春，不是靠化妆品和维生素丸，而是要靠肌肉这颗"养颜丹"——加强肌肉的锻炼。同时，肌肉和皮肤是我们对抗疾病的第一道防线，如果我们不慎将这道防线失守，那结果将会很糟糕。

EXPAND

皮肤：身体的第一道防线

皮肤就像身体的一件外衣，如果没有它的保护，肌肉、血管和骨骼都将会裸露在外面，外界的病菌会很轻易地进入到体内。如果没有了皮肤的保护，人体的内部器官就会如同一个没有边防的国家，当外敌来犯时后果可想而知。当然，除了对身体的机械性的保护以外，皮肤还具有其他一些重要的作用。

1.皮肤能够杀灭细菌

有人做过一个实验，在手上涂上化脓性链球菌。3分钟后检查，手面上有3000万个细菌，再过一个小时后检查，细菌的数量减少到170万个，两个小时后，仅剩700个。这说明皮肤能分泌杀菌物质，这种物质叫"溶解酵素"。皮肤一遇到险情就会分泌这种物质，将敌人消灭。

2.皮肤可以帮助排泄人体垃圾

皮肤上分布着密密麻麻的汗腺，它们就像城市里的下水管道，将身体内代谢产生的部分垃圾排出体外，保持身体的洁净。这些垃圾堆积在皮肤表面，通过洗澡把它从身上彻底清除掉。所以，如果不经常洗澡，皮肤很可能会通过呼吸作用把细菌再吸收到体内。堆积在皮肤表面的垃圾不但会侵蚀皮肤，还会阻塞皮肤上的小通道，阻碍体内的垃圾进一步排出。想象一下，家里的下水道被污垢堵住之后是怎样一种情形就知道不经常洗澡的害处了。

3.皮肤可以调节身体温度

如果身体的热量过多，或者外界的气温过高，皮肤内的血管就会反射性扩张，体内的血液用很快的速度流向体表，此时皮肤的汗腺就会加紧排汗，把多余的热量排出体外从而保持人体处于恒温状态。过去孩子发烧了，看不起病，妈妈就会给他烧碗姜汤。喝完后，再找几床被子蒙在身上，一会儿就捂出一身汗来，第二天一觉醒来，烧就退了。这是农村治疗发烧的土办法。实际上就是利用了皮肤通过散热来调节体温的原理。

皮肤对人体的保护作用还表现在皮肤是人体的感觉器。每平方厘米的皮肤上有100~200个痛觉点、25个触觉点、13个冷觉点、2个热觉点。所以，当针尖触到皮肤上时，你会感觉到痛，然后就会迅速躲避这种伤害。同样，天冷了，皮肤会通过冷感提醒你多穿点衣服，天热了也会提醒你减衣服。

4.皮肤帮助呼吸

皮肤吸入的氧气，相当于肺的1/180，一个昼夜从皮肤中吐出的二氧化碳大约有4千克。它很好地协助了肺进行机体的代谢。

按照中医学的理论，皮肤上还分布着十二皮部。所谓的十二皮部，就是指身体的十二经络反应在体表的部位，也是经络之气散布在体表的区域。这就更加大了皮肤的作用。因为皮肤与经络相通，所以通过皮肤的颜色和形态往往能辨别内脏的疾病。这就是中医所讲的"表邪可以入里，里邪可以出表"。针灸就是通过刺激皮部发挥作用，通过皮肤，疏调经络，振奋气血。

可见，皮肤不仅仅有美观的作用，还有这么多的医药价值，好好保护皮肤，它才会为我们的健康保驾护航。下面就为大家介绍两种利用皮肤治疗疾病的小方法。

1.摩擦皮肤，治哮喘

这是在日本非常流行的一种健身方法，用干布，最好是丝绸或柔软的棉布，摩擦皮肤。这种方法可以促进角质层的代谢，保持皮肤的活力，促进血液循环，扩张血管，预防感冒。对特定皮肤部位的按摩，还有治疗哮喘的作用。

表皮层下有丰富的血管，也是十二经络散布之地，轻轻地摩擦，可以激活表皮下的血管和经络，使之畅通，加速血液流量，提高肌肤的活力和健康。

哮喘是因为受到外界刺激（运动、寒冷天气、花粉、灰尘等），使支气管的副交感神经处于紧张状态。用干布摩擦呼吸肌所在的地方，可以使交感神经的紧张状态从支气管转移到皮肤上，通过皮肤副交感神经的作用消除支气管的副交感神经的压力，帮助器官舒张，从而让呼吸趋向平稳。

呼吸肌所在的位置是第二、第三肋之间和第八、第九肋之间，前者是吸肌所在的位置，后者是呼肌所在的位置。摩擦的时候，手法要轻柔，以皮肤发红为度，一定不要太过用力以免损伤肌肤表层。哮喘发作时，用干布轻轻摩擦呼吸肌，到患者呼吸渐渐平稳为止。

如果患者太小，皮肤比较脆弱，可以用手指按摩的方法代替干布。用手指和手掌柔软的部位对患儿的呼吸肌处轻柔缓慢地进行多次按摩。这对于过敏性哮喘的孩子更为合适，因为这些孩子往往同时患有特异反应性皮炎，如果用干布摩擦，可能会加重皮炎症状。

2.皮肤针灸，去除成人痘

传统针灸能治疗很多疾病，这已是一个不争的事实。很多西药治疗不好的疾病，比如成人痘，如果采取针灸疗法，都能起到很好的疗效。那么针灸究竟是依靠什么原理来达到治愈疾病的效果的？

针灸疗法在中医理论里被解释为：人体的根本在于经络和气血，经络通畅，则精力旺盛、身体健康。针灸就是针对体内发生病变的经络，通过人为的作用进行疏通，达到提高气血，增强身体阳气、扶正祛邪的目的。而在西医看来，针灸就是对身体组织的破坏，既然是破坏组织，怎么还会治病呢？其实人体自有一套自我修复调节机制，也就是我们一直在强调的自愈能力。人体的各个器官组织都是相通的，对某一部位的刺激，必然会引起身体的反应。针灸的作用就在于激活了身体的调节机制，就像激将法一样，刺激身体引发斗志，以此来实现身体的自愈。

人体毛发有妙用

生活中很多女性认为露出腋毛是一种不雅的行为，尤其到了夏天，为追求美观，会把腋毛剃掉。其实，人体的构造是非常精妙的，身体上的任何器官和部位都有其存在的意义和价值。人体处处都是药，这话一点都不假。

毛发是由皮肤角质后形成的，也是人体的器官之一，而且对人体的作用也不可小觑。

1.毛发可以起到调节体温的作用

天热了散热，天冷了保暖。器官因人体的需要而产生，当燧人氏发明了钻木取火之后，人体体毛保暖的作用也就渐渐丧失了，这也是为什么人类在进化过程中体毛逐渐退化，居住在热带地区的人比寒冷的两极地区的人体毛少的原因。

2.头发可以保护头部皮肤

人体的毛发集中在七个部位，一是头顶部，也就是头发。在我们看来，头发只有美观的作用，其实远不是那么简单。头发位于人体的顶端，是太阳直接照射的地方，所以，浓密的头发可以阻挡太阳光刺激皮肤，对头皮起到一定的保护作用。此外，头发还可以防止蚊虫叮咬。最重要的是它能够对大脑形成保护作用。当外界的伤害触及到头发时，头骨会在瞬间变硬，头部也会对意外的危险做出反应，防止或者减轻伤害。

3.眉毛和睫毛都是护眼能手

眼睛部位有两处，一处是眉毛，另外一处是睫毛。这两处毛发都能对眼睛起到保护作用。眉毛的作用是不让雨水滴到眼睛里，这里就像一道分水岭，雨水会在眉毛的阻挡下，分流到眼睛两边。睫毛的作用是阻挡外界的灰尘。造物知道眼睛对身体的重要性，所以在眼睛周围布下了层层防卫。眉毛、睫毛、眼睑、眼泪等都是眼睛的卫士。

4.鼻毛是肺的"守护者"

生长在鼻孔四周的鼻毛一样也是充当卫士的作用，只是所保卫的主人不同。鼻毛是为了保护最重要的呼吸器官——肺。呼吸时，空气中混杂了大量的灰尘和有害物质，鼻毛的作用就是把这些有害物质阻挡在门外。所以，我们提倡用鼻子呼吸。一个习惯用鼻孔呼吸的人相对较少得矽肺、硅酸尘肺这类的疾病，患呼吸道感染的可能性也会减小。

5.腋毛帮助清除腋窝垃圾

生长在腋下的腋毛是让体毛较多的女性最为烦恼的一件事。很多人认为腋毛的存在实属多余。其实不然，腋毛之所以没有在进化的过程中退出人体舞台，就必然有其在人体中占有一席之地的理由。腋毛下是人体的"极泉"——腋窝。腋窝处分布着很多动静脉血管和大量的淋巴组织，这里是人体重要的交通枢纽和免疫防御基地。这个位置势必产生较多的代谢垃圾，腋毛的作用就是扫除这些垃圾。同时，腋窝就像一个小山坳，不容易通风，气温也略高于别处，所以此处的腋毛还起到散热的作用。

6.体毛可以帮助排汗和阻挡灰尘

在全身分布最广的毛发要属体毛了。体毛一方面通过与皮肤的间距来保护皮肤，另外一方面也有排汗和阻挡灰尘的作用。

7.阴毛可以保护生殖器

生殖器周围的毛发除了在对视觉上产生性刺激的作用之外，对于身体本身也有很好的防护作用。由于阴部通常被重重包裹，较为隐蔽，加之阴部汗腺管粗大且丰富，出汗量多，透气不良，此处的毛发可以起到帮助"通风换气"的作用。其次，阴部的皮肤较为薄弱，阴毛的存在可以降低皮肤与衣物的摩擦，避免皮肤受损。

不可忽视肌肉对健康的作用

跟跳动的心脏一样，每一块肌肉都是一个器官。如果可以深入到肌肉内部就会发现肌肉是由钢缆一样的肌纤维捆扎起来的。这些"钢缆"聚合在一起组成较长较粗的"缆绳群"，这就是肌肉。用力时，它们会像弹簧一样一张一缩。

每块肌肉中，有肌纤维、血管、神经和结缔组织。那么肌肉的成分是什么？在这些小的肌纤维中有更小的肌原纤维。而每根肌原纤维，则是由两种蛋白质（肌凝蛋白和肌动蛋白）组成，这两种蛋白就像丝线一样，缠绕在一起，形成一根根的肌原纤维。这就是肌肉的最基本单位。那些强壮的大力士们身上一块块突起的肌肉，全是由这些小的无法想象的蛋白拧成的一股股纤维绳构成的，这些纤维绳再进一步拧结，就可以施展出惊天动地的力量来。我们人类就是靠这些小蛋白带来的力量改造着世界。

肌肉萎缩是很常见的一种疾病，表现为患者某一部位的肌肉失去活力，变得僵硬，缺乏弹性，丧失部分行为能力。

肌肉作为运动系统的主要组成部分，起到支撑人体，协调人体动作的作用。如果肌肉坏死或者发生萎缩，就会变成"僵人"，像电影中的僵尸一样，手不能动，腿不能迈，脚不能抬，面部没有任何表情。也就是我们通常所说的"植物人"。这是因为占肌肉中的主要部分的骨骼肌失去了弹性，不能在神经的调节下有节律的收缩造成的。

人体的肌肉有三种。除了长在骨骼上的骨骼肌以外，还有分布在内脏组织上的平滑肌以及组成心脏的心肌。心脏的跳动，人体的生命活动，就是在这些肌肉的一收一缩中完成的。肌肉收缩的力量大小与人体的健康状况成正比。

一般来说，肌肉除了具有保护骨骼和支持运动的作用之外，还对身体健康有保护作用。生病时，外界能量供应不足，身体可以分解肌肉中的蛋白提供机体运转所需要的能量。肌肉此时就充当了储备粮的角色，随时准备应对紧急突发状况。肌肉越多，战胜疾病的希望越大。这就像打仗一样，粮草越充实，获胜的希望越大。

人体上的每一块肌肉都有它的特殊作用，这些功能往往不为我们所熟知。

1.颈部肌肉的作用

颈部的肌肉可以保持头部的正确姿势，保证该部位血液循环通畅，并且可促进甲状腺功能，消除循环系统中的障碍，面部、头发、大脑都会从中受益；

2.胸部肌肉的作用

胸部肌肉萎缩或者松弛则会导致呼吸无力，运用深呼吸的方法和恰当的胸部运动，可以改善胸部的肌肉，对于女性乳房的塑形也有作用。

3.脊柱两侧肌肉的作用

伸展脊柱两侧的肌肉，利于骨髓的发展，并且可以调整交感神经系统，对于脾、肾、胰的保健也十分有益。

4.腹肌的作用

腹部肌肉的伸缩，可以促进肠胃的蠕动，利于食物代谢。

你的肌肉是否饿了

中医认为，脾主肌肉，在《素问·五脏生成篇》中提到："脾主运化水谷之精，以生养肌肉，故主肉。"脾胃旺盛，吃饭吃得香，肌肉多而质量好，脾虚则肌肉少而无力。相反，如果肌肉发生病变，长

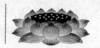

期不能治愈，也会波及脾。《素问·痹论》中这样说："肌痹不已，复感于邪，内舍于脾。"可见，肌肉的多寡，质量的好坏，直接影响到全身的健康状况。

高小姐，26岁，某外企高级白领。最近一段时间，她经常感到浑身酸痛，尤其是肩膀和臀部，肌肉僵硬按上去有痛感，每日疲倦得不得了，去医院检查也没有任何指标异常。

职业女性由于压力较大，白天忙工作，晚上忙家务，身体易出现高小姐这样的症状，医学上叫"肌肉纤维疼痛症候群"。现代社会，这种病非常普遍，女性要多于男性。其实，这也是身体发出的一种信号，它表明肌肉"饿"了。

利用显微镜可以观察到，在平静状态下，每平方毫米的肌肉中有30~85根毛细血管中有血液流过，其余的血管都关着大门在酣睡。而当肌肉剧烈活动时，就会有2000~3000根毛细血管主动打开，供血液流通。这个差距很惊人。这也就是说，肌肉在活动状态下，血液供应，新陈代谢会明显加强。

所以，一个人如果长期不运动，这里是说有针对性的运动，那么，就会使得很多肌肉血液供应不足，处于饥饿状态，导致肌肉僵硬，周身疼痛，精神不振，呼吸肤浅，心脏无力，食欲不佳等后果。

有些人出现上述症状后，会服用止痛药缓解疼痛，这是一种治标不治本的做法，并且长期服用止痛药也会对身体产生一定的危害。肌肉饿了，根本的解决方法是改善生活状态，把肌肉喂饱。比如，适度做做运动，运动会刺激身体分泌一种像吗啡一样的东西，帮助减轻痛苦。并且人在运动过程中会变得开朗，心情放松，这是药物所不能达到的效果。合理的运动还有助于睡眠，舒舒服服睡一个好觉，疲倦不堪的感觉自然也就消失了。

除了上面提到的肌肉纤维疼痛症候群之外，常见的与肌肉损伤有关的疾病主要还有腰肌劳损与腿部肌肉萎缩两种。除去必要的药物或手术治疗以外，发病初期运用按摩方法可以在很大程度上缓解这两种病痛。下面就为大家介绍一下按摩的方法。

1.腰肌劳损的按摩方法

腰肌劳损是慢性疾病，可以采用按摩方法来治疗此症。在发病部位，通过按摩来改善血液循环、帮助促进渗液和出血的吸收，减轻局部水肿。如果水肿已经消失，形成纤维化组织，可以通过机械按摩来松解局部淤结，改善血液循环，促进坏死组织的吸收。

腰肌劳损的按摩，可以请专业医生来做，也可以自己掌握，或者教给亲人来帮助你消除病痛。针对腰肌劳损的按摩主要有三种手法：

（1）摩腰肌：用双手食、中、无名指指面附着于腰椎两侧肌肤上，以腕关节连同前臂作环形的有节律的按摩。用劲自然，动作缓和协调，每分钟120次左右，做2分钟。

（2）理腰筋：双手叉腰，拇指在后，指面紧压在腰部骶棘肌肌腹上，并沿骶棘肌肌腹行走的方向，用均衡而持续的压力，自上而下，缓缓移动，顺筋而理。反复20次。此法能使筋肉理顺而舒展。

（3）扣腰肌：双手叉腰，拇指在后，拇指指面抵着腰部骶棘肌脊椎缘，然后用力由内向外扣拨，扣拨时可上下移动，反复50次。此法可缓解腰肌痉挛，有消除腰肌疲劳的作用。

2.腿部肌肉萎缩的按摩方法

针对大腿的按摩手法有切掐法、拿捏法和滚揉法。

（1）大腿切掐法：用双手的手指与手掌侧面从膝盖的外侧向上切掐，由下往上，一直到大腿根部。然后从大腿根部内侧开始往下切掐一直到膝盖内侧。反复做几次。次数可以根据患者的身体状况决定，病情严重者可多做几次。

（2）大腿拿捏法：将拇指和其余四个手指形成钳状，由大腿拿捏到膝部，然后再由膝部拿捏到大腿根部，重复几次。

（3）大腿滚揉法：用手掌从大腿根外侧往下滚揉到膝部，然后再从膝盖内侧滚揉到大腿根部，重复数次。

上面都是针对大腿的按摩方法，为了预防其他部位的病变，促进周身的血液循环，可以做整条腿部的按摩。小腿的按摩也可以采用拿捏和滚揉的方法，除此之外还有另外一种方法，即用双手握住脚腕，从脚踝处依次向上推，做5次即可。

通过按摩，配合热敷、运动等治疗，腿部肌肉一般不会再出现进一步的萎缩，走路也会轻松许多，病情多半会得到有效控制。

最好的护肤霜就是你的肌肉

每个女人都担心自己成为黄脸婆，总想借助化妆品留住青春，于是，洗面奶、爽肤水、凝肤露、保湿霜、美白面霜、乳液、粉底液、粉饼、散粉、隔离霜、防晒霜等，各式各样的护肤品齐装上阵，结果呢？大把的钱花进去了，眼角的皱纹还是不经意间跑了出来。眼袋、低垂的双腮，用再昂贵的化妆品都掩饰不住。

俗话说得好，知己知彼，才能百战不殆。既然害怕肌肤变老，首先要搞清楚是什么让曾经娇嫩的肌肤黯然失色。皮肤的紧致主要靠肌肉来维持，而肌肉的自然生长期过了20岁基本上就结束了，皮下肌肉会逐步出现老化现象，从而导致覆盖在肌肉上的皮肤也开始变得松弛。更麻烦的是，积攒下来的下垂皮肤又不能老耷拉着，必须得找个地方安身，等这些多余的皮肤找到安身之所时，脸上的皱纹也就出现了。

随着年龄不断增长，控制骨头活动的横纹肌的弹性纤维会逐渐被结缔组织所代替。这些结缔组织很结实，僵硬而缺乏弹性。肌肉变得僵硬后，贯穿其中的血管必然会受到压迫，使得血液流通受阻，皮肤的代谢能力降低，原本漂亮的脸蛋就会变得如橘子皮一般皱皱巴巴，没有光泽，缺乏弹性。

由此可见，肌肉衰老了，人的皮肤就会随之衰老。既然使皮肤松弛，容颜衰老的根源在肌肉上，那么我们就可以从肌肉下手，用肌肉来营养肌肤。通过饮食、运动，提高肌肉的活力，保持其弹性，达到延缓衰老的目的。下面介绍几个脸部健肌小动作。

步骤1：将两个拇指固定在耳朵根后，食指或者中指的第一关节和第二关节弯曲90度角，用弯曲的关节来按摩面部肌肉。两手的手指由内而外螺旋状按摩下巴底部3遍，然后用同样的姿势按摩下巴上部3遍。

步骤2：将拇指固定在太阳穴处，手指保持与上面相同的姿势，用食指关节按摩面部。由内而外，做3次。然后按摩眼部上下，从眉头开始到眉梢结束。下面也是如此，从眼角开始到眼尾结束。一上一下，连续做10次。收回手，手指保持原来的姿势，用食指由内而外按摩额头3次。

步骤3：用两手的拇指和食指夹起脸颊的肌肉，从下巴开始依次往上，食指固定不动，拇指往上提捏肌肉，然后放下，每次3下。

步骤4：将手攥成拳头状，将拇指藏在拳心。用拳头从耳朵下面的脸颊处开始反复按摩整个脸颊。持续两分钟。

步骤5：用两手手指按压面部，顺序依次为下巴、脸颊、额头，力度适中，可以提升脸部肌肉。重复做3次。

步骤6：尽量张大嘴巴，维持2~3秒钟，然后紧闭双唇，维持两秒。重复30次左右。这样做可以起到紧致下巴肌肉的作用。

天然除皱术：脸部锻炼

人活一张脸，对于女人来说更是如此。光洁的皮肤就是一件最漂亮最昂贵的衣服，没有美丽的肌肤做基础，一切都会大打折扣。因此，眼袋、皱纹、耷拉的眼角和松弛的面部肌肉，都是让所有女性唯恐避之不及的。虽然这些都是正常的生理现象，但是却有一些方法可以延续这些衰老的到来。而在这些方法中，锻炼脸部肌肉就是最简便易行的一种。

当然，还没有直接的证据证明面部锻炼的效果，它也不会像面部拉皮手术那样立竿见影，因为这是一套长期而缓慢的工程，只有持之以恒，才能得到成效。所以，当你在准备去冒风险做手术之前，不妨先试用一下身体给我们提供的这些天然药材。每天坚持做10分钟，如果你因为不能坚持而退却，那就只能任由岁月雕琢了。

1.张开嘴巴练脖子

首先针对皱纹容易扎堆的脖子。张开嘴巴，下牙床尽可能地往上齿前放，下颚有被拉伸的感觉。然后做咀嚼动作30次。挺立颈部，头微微后昂，抬头看天花板，此时感觉喉咙部位的肌肉被拉伸。嘴巴张大，尽量用舌头舔下巴，坚持10秒钟，恢复原状。

2.锻炼下巴和脸颊肌肉

深吸一口气，保持牙齿和嘴唇紧闭。通过肌肉的力量，让气在口腔中穿行，先鼓胀左脸颊，再鼓胀右脸颊，然后是下巴。做5个循环。你会感觉到面部肌肉有酸胀感，因为这个动作动用了平时不太活动的几块面部肌肉。

3.锻炼嘴唇和嘴角

嘴唇和嘴角是最容易泄露衰老秘密的部位之一。因为这里是表情肌聚集的地方，所以这个部位的锻炼尤为重要。将牙齿和嘴唇闭着，嘴巴向前撅起，做努嘴的动作。保持五秒，然后放松。重复做10次。然后将嘴唇向上撅起，用上嘴唇接触鼻尖。保持这个姿势，10秒钟。

4.锻炼上下眼皮

松弛的眼袋会让一个人看起来苍老5～10岁，用这个方法可以紧致下眼皮的肌肉，长期练习，效果更佳。闭上眼睛，利用肌肉的力量使眼睛尽量往上看，然后向下，重复10次。做的过程稍微有些眩晕感。之后，睁开眼睛，同样向上、向下看10次。锻炼上眼皮时，可以用手提起眉毛，往上拉伸。两眼各重复数次。

5.预防前额的抬头纹和川字纹

虽然这些细小的纹络让男性看起来颇有成熟之感，但不会有人愿意拿它们来展示成熟。预防缓解前额皱纹的方法是：平躺在床上或者依靠在沙发内，双手合掌，拇指放在鼻翼两侧。两手上下移动，用拇指和手掌肌肉按摩额头。重复20次。

如何打开沉睡的肌肉

每个人在日常生活中都会有一些小毛病，如站立时弯腰驼背，写字时趴在桌上，在电脑前工作时缩在椅子里等，长期如此，就会使肌肉的走向改变，在肌肉的牵引下，骨骼也会出现歪斜。

为了防治这些小毛病给身体带来的危害，下面介绍一套美体操，它不但可以唤醒沉睡的肌肉和骨骼，矫正不良的姿势，还可以起到修身塑形的作用，让你看起来美丽优雅，其功效不亚于现在市场上大肆宣扬的形体内衣和矫正带。

1.伸展收缩运动

双脚张开与腰同宽，重心放在左脚上。抬高右手伸展侧腹，收缩左侧腹，同时呼气。此时，你会感觉到右侧的肋骨和骨盆被拉开，左侧的肋骨和骨盆逐渐靠近。尽量伸展到最大幅度。换方向重复一次。

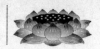

这个动作比较灵活，上班累了也可以随时在椅子上做。此时，可以把双手盘在头后，重心移到臀部。它可以帮助你减轻肩部和腰部的负担，起到放松和收紧腹部的功效，

2.弓身反翘运动

手和膝盖着地，深吸气，提高脊椎骨，让整个胸腔感觉像一个充满了气的皮球，刻意伸展脊椎骨一直到肩胛骨和颈骨为止。

恢复原状。此时一面吐气，一面将脊椎骨转向身体内侧，顺势弓起背部。动作要从盆骨开始，牵引到背部和肩部。

这个动作可以活动下腹部和臀部的骨头和肌肉，并能伸展脊背。

3.扭转身体

两腿分开站立，与肩同宽。双手相扣。以一侧的盆骨关节为支点，上半身用力往后扭转。上背骨从尾椎开始，由下往上依次扭转，直到颈骨。扭转的幅度要转到不能再转为止。

做这个动作时，脚为定位点，不能移动。这个动作可以矫正背部和胸部的歪斜，增加身体的平衡度。并且可以除去腰、腹赘肉。注意调整好呼吸，最好用鼻子出气。

以上每个动作保持5~6秒，左右侧交替做，一个动作重复5~10次，或视情况而定。

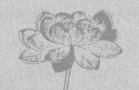

第四章

眼、耳、鼻、舌都含"好药"

　　我们的身体内处处藏着宝贝，眼、耳、鼻、舌中更是如此。眼泪、唾液，甚至令我们恶心不已的耳屎、鼻屎这些不起眼的东西都是身体内的良药。利用并保护好它们，很多疾病都会绕道而行。眼药用好，可以强肝，耳药用好，可以强肾，鼻药用好，可以强肺，舌药用好，活跃百津。

EXPAND

眼泪：最有效的眼药水

每个人的眼睛里都有一个制造眼泪的工厂，我们叫它泪腺。人在高兴的时候会流泪，悲伤的时候也会流泪，眼睛进了脏东西还会流泪。

眼泪的成分中大部分是水，还有少量的蛋白质和无机盐，因此眼泪的味道有一点点咸。蛋白质的作用是降低泪液的表面张力，盐分则可以维持一定的渗透压力，使眼泪可以均匀地覆盖到眼球上，在眼球表面形成一层膜，它具有湿润眼球和提高眼角膜光学性能的作用。眼泪的作用不可小觑，下面我们就来给大家讲一讲它对健康的功效。

1.眼泪是最好的眼药水

在日常生活中，当眼睛感到疲劳的时候，许多人都会点上几滴眼药水来对眼睛疲劳进行缓解。虽然这种方法确实可以在一定程度上缓解眼睛的疲劳，但不适合长期使用。其实很多人不知道，眼泪才是最有效的眼药水。之所以说眼泪是最好的眼药水主要有三个原因：

（1）眼泪有清洗和稀释的作用。当异物进入眼睛时，泪腺会自动分泌大量的眼泪，发起一场洪水战，把脏东西冲到眼睛之外，以便保护角膜和结膜不受伤害。

（2）眼泪有润滑作用，使眼球能够灵活转动。眼泪在角膜表面形成一层薄膜，它可以保持眼球表面的湿润，减轻眼睑和眼球的摩擦，还可以使角膜表面更加光滑细腻，从而减少散光，让眼睛看起来更加明亮。

（3）眼泪可以杀菌。将眼泪称为最好眼药的最重要原因还在于眼泪中含有一种特殊的杀菌物质——溶菌酶。它就像硫酸一样，病邪细胞一接触到它，就会被腐蚀溶解，然后死亡。此外，泪液中的蛋白也有抗菌和抑菌的作用。

所以说，眼泪是任何滴眼液或眼药水都无法比拟的。如同喂养孩子的最好东西是母乳一样，保护眼睛最好的"药物"就是眼泪。

2.眼泪是最好的"降压"药

生活在现代都市中的人，大多承受着许多来自工作、生活以及生理上的压力。面对这些压力，有些人会因为各种原因而不得不将这些压力深深埋在心底。悲伤是有损健康的，"男儿有泪不轻弹"的观点在健康方面是不可取的，强忍着巨大负面情绪而不发泄出来，会造成心理上的高度紧张，从而造成机体植物神经功能的紊乱。久而久之，就会引发各种慢性疾病。这时候，眼泪便可以派上用场了。

眼泪是很奇妙的东西，不同情况下流出的眼泪成分不同。例如在悲伤时，眼泪中会含有过量的蛋白质，还有脑啡肽复合物及催乳素这两种化学物质，而在受洋葱刺激产生的眼泪中却没有此物质。这些由于精神压抑而产生的物质对身体健康很不利。通过眼泪排出它，可以减轻身体压力。

因此，当你感到压力增大，心情抑郁悲伤的时候，不妨大声地哭出来，让眼泪带走你的痛苦，带走破坏你健康的有害成分，把健康的身体"哭"回来。

3.眼泪是健康报警器

现实生活中，许多人都有"迎风流泪"的毛病，尤其是在北方地区，春天风大，这个毛病很容易犯。不过，却很少有人对此加以重视，多半认为这是小问题，有的人会滴点眼药水，有的人则会置之不理，觉得过一阵儿就会好的。"迎风流泪"虽然是小毛病，但它却预示着某些严重疾病的发生。

（1）可能预示着眼睛有炎症发生。如果是炎症，长期下去对眼睛健康非常不利，有可能引发更为严重的眼疾。

（2）可能预示着泪道狭窄或被异物阻塞。迎风流泪也不完全是炎症引起的，还可能是因为泪道狭窄或者被异物阻塞，导致泪腺分泌的眼泪不能排入鼻腔，出现溢泪。这时候，需要去医院眼科做泪道冲洗。

（3）可能预示着青光眼、沙眼、慢性鼻炎等疾病。青光眼、沙眼、慢性鼻炎等疾病都会累及鼻泪管黏膜，造成鼻泪管阻塞。由这些原因引起的流泪千万不能忽视。

另外，除了"迎风流泪"预示着一些疾病之外，晨起后眼皮浮肿也不要过于大意，这可能预示着一种很严重的疾病——IgA肾病。

IgA肾病是一种比较难治愈的肾病。患者的黏膜免疫存在缺陷，造成肾小球系膜细胞受到损伤。损伤后的肾小球系膜细胞会发生收缩或者增生的反应，收缩后，肾小球的过滤面积减少，导致肾小球内毛细血管血流不畅，微循环受阻，进一步造成肾小球内缺血、缺氧，使得肾小球受到损伤。毛细血管内皮细胞受损，被炎症细胞浸润，就会释放出一种有害的介质，使得肾脏开始纤维化。因此，当晨起时眼皮出现浮肿，同时伴有腰酸背痛的症状时，一定不要再大意，应该去医院对肾脏进行必要的检查。

中医认为眼睛作为视物之器，是脏腑精华汇集之所，眼睛与经络、脏腑以及其他器官保持着密切的联系，眼睛的变化可以反应体内的神气盛衰。眼睛要维持正常的功能，必须保证目络中精、气、血、津液充足流畅。如果体内气血不畅，阴阳失和，就会在眼睛上有所反应。所以，眼睛外观、功能、状态的改变除了警示眼睛本身的病变外，还可能是内脏功能出现问题的表现。当眼皮出现浮肿、眼睛周围发黑、眼珠颜色不正常的时候，一定不要大意，应尽快明确病因。

"好色" 可以更健康

颜色是视觉系统接受光刺激后产生的，是人对可见光谱上不同波长光线刺激的主观印象。视网膜上的锥状细胞，除了能够感光认知外，还有感觉分辨色彩的功能。锥状细胞分为感红色素、感绿色素和感蓝色素三种。感红色素对红光最敏感，感绿色素对黄绿光最敏感，感蓝色素对蓝光最敏感。全世界的心理学家和美术家均一致认为颜色对人的心理状态有着它特有的神奇作用。

视觉不但影响着我们的情感、心理、知觉，还与身体健康有密切联系。据研究，一些疾病在很大程度上是由于人体内色谱失衡或缺少某种颜色造成的。在我们体内有7种腺体中心，分布在脊柱的不同部位。每种颜色都能产生一种电磁波长，这些波长由视觉神经传递给大脑，促使腺体分泌激素，从而影响人的心理与肌体，达到医疗作用。而现在已经兴起的颜色疗法和神奇的用画面治疗疾病的方法都是以上述论证为依据的。

1.颜色疗法之粉色

粉红色给人温柔舒适感，但长期生活在红色的环境里会导致视力下降、听力减退、脉搏加快。粉红色波长与紫外线波长十分接近，长期穿着粉红色衣着也会削弱人的体质。合理的色彩对学生视觉疲劳的恢复和教学质量的提高也大有益处。

2.颜色疗法之红色

红色是一种热烈的颜色，它象征着鲜血、烈火、生命和爱情。其心理作用可以促进血液流通，加快呼吸并能治疗忧郁症，对人体循环系统和神经系统具有重大作用。

3.颜色疗法之绿色

绿色是希望的象征，给人以宁静的感觉，可以降低眼内压力，减轻视觉疲劳，安定情绪，使人呼吸变缓，心脏负担减轻，降低血压。

4.颜色疗法之紫色

紫色代表柔和、退让和沉思，给人以宁静、镇定和幻想，可以治疗大脑疾病及精神紊乱。

5.颜色疗法之黄色

黄色是色谱中最令人愉快的颜色，它被认为是知识和光明的象征，可刺激神经系统和改善大脑功能，激发朝气，令人思维敏捷。

6.颜色疗法之橙色

橙色是新思想和年轻的象征，令人感到温暖、活泼和热烈，能启发人的思维，可有效地激发人的情绪和促进消化功能。

7.颜色疗法之蓝色

蓝色意味着平静、严肃、科学、喜悦、美丽、和谐与满足，它经常被用来放松肌肉紧张、松弛神经及改善血液循环。蓝色或绿色是大自然赋予人类的最佳心理镇静剂。当人们心情烦躁不安时，到公园或海边看看，心情会很快恢复平静，这是绿色或蓝色对心理调节的结果。这些色调还可降低皮肤温度1℃~2℃，减少脉搏次数4~8次，降低血压、减轻心脏负担。

8.颜色疗法之黑色

黑色则代表死亡和黑暗，令人产生悲哀、暗淡、伤感和压迫的感觉。

另外，据科学研究发现，浅蓝色、浅黄、橙色宜于保持精神集中、情绪稳定；而白色、黑色、棕色对提高学习不利。医学家发现，病人房间的淡蓝色可使高烧病人情绪稳定，紫色使孕妇镇静，红色则能帮助低血压病人升高血压。终日与黑色煤炭相伴的工人，最易导致视线模糊而产生朦胧心理，若房间里涂上明亮的色彩，心理状态可获改善。

如何使用"眼"药

1.眨眨眼防眼疾

在信息化的今天，电脑已经成了我们工作和生活中最亲密的伴侣。这个伴侣给我们带来了方便的同时，也严重威胁着我们的健康。眼睛长时间盯着电脑，就容易得各种眼睛疾病。美国人曾经做过一项健康调查，结果显示每天在电脑前工作超过三个小时的人，大多容易患上电脑视力综合征。这种疾病医学上称为眼干燥症，症状表现为眼睛干涩、头痛、烦躁、疲劳、注意力不集中等。另外，长时间在电脑前工作的人患青光眼的危险性也比其他人高。

那么，怎样才能既不耽误工作又能保护眼睛的健康呢？其实很简单，只要你还记得使用一下眼睛的其他功能——经常眨眨眼，就不必经受疾病的折磨，更不需要去手术室挨刀了。可很多人却连这么简单的事情都忘记了，尤其是电脑工作者和游戏爱好者，总是聚精会神地盯着电脑屏幕。眼睛长时间得不到休息，能不跟你急吗？

其实我们每一个人都在大脑的支配下无意识地在眨眼，这个频率为15~17次/分钟。但是当我们"目不转睛"地看书、玩游戏、用电脑工作时，眼睛的眨动次数就会明显减少，这时的频率仅为每分钟三次。很多人或许觉得眨眼没什么要紧的，也意识不到眨眼的好处。其实眨一次眼就是对眼睛的一次很好的按摩。眨眼可以刺激泪腺，促进眼泪的分泌，通过眨动将眼泪均匀地"涂抹"在角膜和结膜上，保证眼球湿润。在眨眼的时候，视网膜和眼肌也可以趁机休息一下，因为眨眼的时候就像睡觉一样，眼睛暂时不看东西，眼球往上转，处在休息的位置。如果长时间停止眨眼，角膜表面会干燥，就像毛玻璃一样，所以会出现视力模糊。

上面提到的电脑性眼干燥症，主要是因为视疲劳引起的。目不转睛使得掌管视觉的神经一直处于工作状态，得不到休息。而视神经紧张就会引起头疼、情绪不佳等其他一些症状。所以，要远离这些不适和潜在的疾病，就必须学会有意识的眨眼，并且要比常人眨动的频率高，每隔两三秒钟就要眨一次眼。

除了要多眨眼以外，电脑一族在保护眼睛的时候还可以试一试以下几种方法：每天做眼保健操，有规律的作息，不熬夜；上班时候多从椅子上站起来走动走动，即使不口渴，也去饮水机边倒杯水；每隔一个小时，朝窗外远眺一次。这些都是预防眼疾的好方法。

2.中医养睛明目法

中医认为，眼与全身脏腑和经络的联系密切，古代医学家根据临床实践，总结了许多简便而有效的养睛明目的方法。下面介绍其中的几种简单易行的眼保健法：

（1）熨目法

早晨起床后，将双手互相摩擦，然后用搓热的手掌熨帖双眼，反复3次。然后，再用食、中指轻轻按压眼球以及眼球四周。

（2）运目法

两脚分开与肩同宽，挺胸直立，头稍稍后仰。用力睁大眼睛，不停转动眼球（注意头不要动），从右向左、从左向右各转10次为一遍。一遍结束后，稍停，放松肌肉，再重复上述运动，持续3遍。这种方法最好在清晨起床后在花园中进行，可以起到醒脑明目之功效。

（3）低头法

身体采取下蹲姿势，用双手分别抓住两脚五趾，并稍微用力地往上提，用力时尽量低头，这样做有助于使五脏六腑的精气上升至头部，从而起到营养耳目的功效。

（4）吐气法

腰背挺直坐于椅子上，用鼻子缓缓吸气，一直吸到不能再吸为止。然后，用右手捏住鼻孔，紧闭双眼，再用口慢慢地吐气。

(5) 折指法

将小指向内折弯，再向后掰，每遍进行30～50次。然后用拇指和食指揉捏小指底部50~100次。此法简单方便，每天坚持早晚各做1遍，不仅能养脑明目，对有白内障和其他眼病者也有一定疗效。

以上这几种方法可以单独做，也可以任意选择一两种合做，只要持之以恒，日久定见成效。

3.饮食挑一点，眼睛亮一点

除了中医的按摩保健法外，我们还可以从饮食上拯救处于各种污染下的眼睛。平时多吃可以营养眼睛的食物，也是一种很有效的办法。

(1) 维生素A

维生素A素有"眼睛卫士"之称，它能在眼睛内合成一种叫视紫红质的物质，从而保持正常的视力适应。多食用富含维生素A的食物，可以预防近视眼、眼干燥症、角膜软化症和夜盲症等。这类食物有蛋黄、瘦肉、菠菜、胡萝卜、鱼肝油、动物肝脏等。

(2) 维生素B

维生素B是视觉神经的营养来源之一。维生素B_1与神经的传导功能有关，它的主要作用是促进细胞的新陈代谢。缺乏维生素B_1容易出现干眼症、视神经炎或球后视神经炎等，表现为眼睛干燥、眼动时有牵拉痛、眼眶深部有压迫感和痛感、视力下降、瞳孔散大、对光反应迟钝等。出现上述情况应及时补充富含维生素B_1的食物，如豆制品、糙米、花生、杏仁、核桃仁、动物肝脏等。维生素B_2不足，会导致角膜炎、视神经炎等眼部炎症。常吃富含维生素B_2的食物，例如牛肉、动物肝脏、酵母、奶制品、木耳、菠菜、苋菜、芝麻等，可以预防此类眼病的发生。

（3）维生素C

缺乏维生素C可导致眼睑、前房、玻璃体、视网膜等部位出血，还可能引起白内障。因为维生素C对于维持细胞间质的形成，组织细胞的氧化—还原反应和体内其他代谢反应都有重要的作用，并且对软化血管也有很大的帮助。日常饮食注意多吃一些新鲜绿叶蔬菜和水果，对预防这些眼疾是有好处的。

（4）枸杞子

枸杞子有清肝明目的功效，枸杞中富含胡萝卜素，维生素A、维生素B_1、B_2、维生素C，钙、铁等物质，是保健眼睛的必备营养品。下面介绍三种简单的枸杞子食疗配方：

①枸杞粥。将枸杞放入米中，煮成粥，食用时加入一点白糖，可以治疗视力模糊及流泪等症。

②枸杞菊花茶。用热水冲泡饮用，具有明目和缓解眼睛疲劳的功效。

③枸杞猪肝汤。将枸杞和猪肝放在一起熬汤饮用，可以清热、缓解眼涩、消除因熬夜出现的黑眼圈。

用耳朵把病"听"好

耳朵让我们可以听到各种声音，与他人正常交流，除此之外，耳朵其实还有一个妙用，那就是治病。

人们对于音乐和其他声音对人体的影响一直满怀兴趣。在很早的时候，人们就重视用美妙的音乐来舒缓神经。事实也已经证明，声音跟身体健康有密切的联系。噪声听多了人体会患病。噪声对人体的危害是多方面的，首先强噪声对听觉系统造成损伤，引起噪声性耳聋。其次，噪声还能引起心血管、神经、消化、内分泌、代谢等系统的功能紊乱，引发疾病。但是音乐就不同，音乐不但可以舒缓神经，还可以治病。

一位53岁的高级工程师，平时工作很忙。有一天，她突然感到胸口很闷，呼吸困难，心率失常。随后被送往医院，检查出患有冠心病。她只好停下手中的工作到医院就诊，数月过后，疗效甚微。在朋友的建议下她参加了老年歌咏队，每天早晨她都要去公园练嗓子。沉浸在音乐中，她感觉周身放松，心情愉快，病状似乎减轻了很多。平时在家的时候也都要听听音乐。就这样坚持了半年，待她再次去医院检查时，病情明显好转。

这样的案例在生活中并不少见，因此不要怀疑身体的自我修复能力。只要采用恰当的方法，配合身体的需要，我们完全可以自己改善甚至治愈身体出现的不适。

科学实验也已经证明，音乐对神经结构，尤其是大脑皮层，有显著的影响。乐曲通过耳朵进入到听神经，然后传到大脑皮层，能对中枢神经系统产生良好的刺激作用。患者在欣赏音乐的过程中，通过乐曲的旋律、速度、音调的不同来改善大脑皮层的功能，通过神经系统的调节作用，来改善内脏的气血运行，从而起到兴奋、镇静、止痛、降低血压、调整心律、调节血流量、促进消化功能等作用。

需要注意的是，不同的音乐节律，起到的作用也不同。科学家在做实验的时候发现，让细胞分别"欣赏"交响乐、古典乐、摇滚乐和赞美歌后，中世纪赞美歌最让细胞深受感动。也就是说，有些音乐可以推动细胞的生长，而有些却能削弱它。假设能找到抑制肿瘤细胞的音乐，人类就有了战胜癌症的希望。

目前，音乐主要还是起辅助治疗的作用，尤其是在一些精神方面疾病治疗上有很好的效果。我们可以根据自己的情况，选择不同的音乐，调理身体。

1.镇定音乐

这类音乐以平缓柔美的曲调为特点。平和舒缓的古典乐可以调节人的心率和呼吸，消除精神紧张感，起到放松和催眠的作用。焦虑症和失眠症患者可多听此类音乐。例如：门德尔松《仲夏夜之梦》、莫扎特的《G大调弦乐四重奏》，中国的传统音乐有《高山流水》、《梅花三弄》等。

2.镇痛音乐

欢快激昂的音乐可以抑制痛苦，缓解紧张情绪，并且能提高麻醉的效果。牙痛、头痛或者手术前听这类音乐都会起到很好的镇痛效果。这类音乐有：民族管弦乐曲《春江花月夜》、舒伯特《天鹅之歌》、《小夜曲》、莫扎特《唐乔万尼小夜曲》等。

3.愉悦音乐

工作和家庭压力很大，又不经常宣泄的人，可以听听巴赫的《勃兰登堡协奏曲》、门德尔松的《A小调第三交响曲》等畅快的乐曲。它会让你感到如沐春风，周身舒畅，心头的压抑顿时一挥而散。

4.降压音乐

音乐对大脑和神经中枢起到刺激作用，因而也可以对心血管系统产生良好的反射作用，促使血管舒张、降低肌肉的紧张感，从而改善心脑供血状况，促使血压下降。一首优雅的抒情音乐，例如《平湖秋月》《江南好》等，可以让血压降低10~20mmHg。高血压病患者早起、睡前可多听听此类音乐。

5.平衡音乐

优美的乐曲在于和谐，"发乎情性，止乎自然"。所以，倾听好的音乐能保持生命的平衡状态，调适心里，达到内心的平和。

音乐带给生命的奇妙变化，说明自然大宇宙波与人体小宇宙波的能量共振、结合，对于开启身体的自愈能力有很好的效果，而耳朵正是这两种神奇音波的传递者。用你的耳朵,打开你的身体,让它去安抚每一根异常的神经和每个不安分的细胞,这是一件既神奇又有意义的事情。

耳屎贵如金,轻易挖不得

有些人总喜欢歪着脑袋,眯着眼,手拿棉棒或者火柴梗在耳朵里掏来掏去,总想把耳朵这个通道清理得一干二净,对他们来说,掏耳朵是一种享受。殊不知,其实耳屎是造物主特别馈赠给我们用来保护耳朵的良药。耳屎在医学上被称为耵聍,是耳朵分泌的一种油性物质,其中含有油、蛋白质、硬脂、脂肪酸还有少许微量元素。耳屎对于身体健康来说是十分有益的。

1.耳屎可以防止小虫和灰尘进入耳洞

如果有小虫子对又黑又深的耳洞感到好奇,想进去探险,当它尝到耳屎的味后会主动撤退。耳屎上富含油脂,这些油脂就像肥料一样,滋养着耳道皮肤上的细毛。灰尘一旦进入耳朵就会被这些细毛挡在门口,然后被耳屎上的油脂粘住,不会进一步侵入耳道内部。如果把耳屎掏出,无异于是给小虫和灰尘等大开方便之门。

2.耳屎可以阻挡水进入耳朵内

你或许有这样的体验,在洗澡或者游泳的时候,会听见耳朵里嗡嗡作响。很多人担心这是水顺着耳道流进了里面,其实不必害怕,只要有耳屎在,水很难进入到耳道深处。耳道内的绒毛和耳屎的油脂可以把水挡在耳道的浅层。如果是左边耳道进水,你只需要将头偏向左边,朝向地面,然后抬起右脚,在地上跳一下,里面的水就出来了。耳屎内的油脂还能保持耳道一定的温度和湿度,这样就能保护耳道深处的骨膜不干涸,使其处于最佳运动状态。

3.耳屎可以杀菌抑菌

耳屎中富含脂肪酸，在耳道四周形成一层酸膜，使外耳道处于酸性环境中，有杀菌和抑菌的作用。此外，耳屎和耳道绒毛能够使耳道空腔稍微变窄，外界声波传入时，能起到一定的滤波和缓冲作用，使鼓膜免遭强声的损害。

因此，最好不要养成挖耳屎的坏习惯。一般来说，耳屎是不必刻意去挖的，到了一定的时候会自动掉下来。经常掏耳朵，会破坏耳道微环境，让细菌更容易侵入。最可怕的是，如果一不小心戳破了里面的鼓膜，轻者会引起听力减退，重者可能导致短暂或者永久性的失聪。

写在耳朵上的长寿经

人体就像一部机器，到了一定的年限，各种部件就老化了。要延长机器的使用寿命，就必须时常保养。要想到了老年还能够耳聪目明，以下这部耳朵的"长寿经"，不可不知。

1.要保持良好的精神状态，切莫着急上火

曾有这样一个病例：患者是位女士，有一天突然发现丈夫有外遇，大哭大闹一场后，耳朵一下子听不到任何声音了。在情绪特别激动或者着急的情况下，肾上腺素分泌会增加，导致内耳小动脉血管发生痉挛，血流缓慢，引起内耳供氧不足，从而导致突发性耳聋。所以，要避免生气，保持舒畅心情。

2.调整饮食

人的听力在45岁之后就会逐渐走向衰退，如果平时注意保健可以延缓听力衰退的速度。老王是一名退休教师，在家闲来无事总喜欢看看新闻。最近两年他发现，总要把电视的声音调很大才能听清，每次老伴都要提出严重抗议。他到医院检查，医生发现他的血压偏高，血

液黏稠。经询问，原来老王爱吃肥肉，大量脂类食物的摄入造成血液循环不畅。这是造成他过早耳背的主要原因。所以，平时饮食要限制脂类食物的摄入，多吃含锌、铁、钙丰富的食物，这些微量元素可以有效扩张血管，促进内耳血液供应，有效延缓听力减退。

3.慎重用药

保护听力，一定要注意慎用药。有些药物对听神经有严重的损害，在用药之前要认真阅读说明书或者按照医嘱吃药，切不可随便用药。像氨基糖甙类抗生素是引发耳蜗损害最多的一种药物，所以，要尽量避免滥用此类抗生素。

4.避免噪音伤害

噪声对耳朵的伤害也非常大，长时间接触巨大的噪声可致耳聋。因此，要尽可能避免噪音，听收音机或者音乐时，声音不要放太大，时间也不宜太久，避免引起听觉疲劳。

经常按摩耳朵可以促进耳部血液循环，疏通耳部经络，对耳鸣、耳聋和听力下降有一定的疗效。具体方法如下：

（1）按摩耳郭

将拇指和食指分别放在耳郭前后，从耳尖穴开始沿耳郭向下揉摩至耳垂，反复做10次。

（2）拉捏耳垂

用拇指和食指捏住耳垂，先揉捏1分钟，然后向下牵拉10次，用力要均匀。

（3）按揉耳穴

将双手食指放在耳前的耳门、听宫、听会及耳后的翳风穴处，力度均匀，各按揉1分钟，

小小喷嚏助健康

看过央视《鉴宝》节目的人应该对鼻烟壶不陌生，这是我国清代文人家居的必需品，有时还会随身携带，偶尔将鼻子凑在壶嘴上闻一下，立即就会打一个响亮的喷嚏。不要以为他们这是没事取乐子。这鼻烟壶中装有芳香且有刺激性气味的粉末，嗅之打喷嚏，可缓释心中闷气，振奋精神，原来这是清代文人一种特殊的养生之道。只不过现代人早已忘记了人体的这项天然理疗功能，只会把打喷嚏看做感冒的一种表现。

喷嚏，从生理上讲是人体正常的一种反射动作。当鼻腔内有异物或者遇到不良气体刺激后，就会通过打喷嚏把脏东西喷射出来。感冒后打喷嚏，是身体在跟病邪作战的一种信号。所以，我们通常把喷嚏当成是感冒的前兆。其实这只是身体为了避免进一步受伤害所做的保护性反应。抑制打喷嚏是不对的。更何况，喷嚏还有治病的功效。

喷嚏用来治病早在1800年前张仲景的《金匮要略·杂疗方》中就有记述，用吹鼻取嚏抢救自缢、跌仆、溺水。后来经过历代名医的不断改进，一直沿用至今，用搐鼻"取嚏"治疗中风昏迷、中暑、晕厥都有很好的疗效。下面给大家简单介绍几种利用喷嚏治疗常见疾病的小妙招.

（1）*治流感头痛*

取白芷、皂矾（煅赤放地上1日）各3克，雄黄、冰片各1克，研成细末，装瓶备用。用时将少量药末放在鼻子附近，抽动鼻子，一会鼻腔流出清水，头痛也就减轻了。

（2）*治偏头痛*

将川芎、白芷、炙远志各7克，冰片1克，放在一起研成极细末。用时用纱布将药末包裹两层，手扶塞到鼻孔边。喷嚏随之喷出，顿时感到七窍畅通，复发后可再用。

（3）治疗痛经

取皂荚3份、冰片1份，放在一起研成极细末装入瓶中备用。痛经时，取药末少量包在手帕或放在掌心中，捂鼻呼吸，一会便喷嚏连连，全身微微出汗，顿感精神振奋。每天吸1～2次，一般1～3次就可解除痛经，连续用1～2个月经周期。

（4）治疗眼疾

患者出现眼睛红肿、视物不清，眼泪黏稠等症，可取鹅不食草9克，青黛粉、川芎各3克，共研细末，用上面的方法取嚏治疗。

给鼻子"洗洗澡"

鼻子虽小，用处却大，不仅让我们能闻到芬芳的花香，香喷喷的饭菜，还可以给我们治病。鼻子作为人体与外界气体交换的重要通道，不可避免地要饱受空气中的灰尘和有害气体的侵袭。因此，鼻子的健康不容忽视。常常给鼻子"洗洗澡"，增强鼻子对抗不良环境的能力，有助于预防各种呼吸道疾病。我们可以用两种方法给鼻子洗澡：

1.用水洗

用水洗鼻子时，最好是冷水。早晨洗脸时，用冷水清洗一下鼻孔，可以防止鼻腔内的污垢进入到其他器官，还能改善鼻黏膜的血液循环，预防感冒和鼻炎的发生。

2.干洗

干洗即做鼻部按摩，手法如下：

（1）鼻外按摩

伸出右手，将拇指和食指夹在鼻梗的两侧，从上向下匀力下拉，重复8～10次。这种方法的主要功能在于促进血液在鼻黏膜内的循环，有利于鼻黏液的正常分泌。

（2）鼻内按摩

将左手的食指和拇指洗净，分别深入到左右两个鼻腔内，不需要太过向里，能够夹住鼻腔内的软骨部位即可。夹住软骨部位后，两个手指轻轻的向下按，反复几次。每周做一次，不仅能够保持鼻腔内的湿润还可以增强鼻腔的抗菌能力。尤其是在干燥的春、冬季节，可以减轻空气对肺部的刺激，预防感冒，减少咳嗽的发生。向下按压鼻软骨还能够促进血液循环，起到预防鼻腔内疾病的作用。

（3）按摩迎香穴

用两手的食指分别按压迎香穴，迎香穴处在面部静脉和眶下动脉的分支的交合点上，很容易找到，鼻翼旁的鼻唇沟凹陷处就是穴位所在。用手触及两点，并轻轻地按压。这样做一方面可以促进面部循环，另一方面还可以起到防止鼻病，预防面目麻痹的作用。

（4）按摩印堂穴

我们常说一个人印堂发黑是凶兆，可见印堂是一个非常重要的穴位。印堂处在两眉正中间，用两手的中指交替按压印堂穴可以预防感冒及呼吸系统的疾病，还可以增强鼻黏膜上表皮的增生能力，使嗅觉变得更加灵敏。

（5）气功健鼻

将两个手指摩擦至有热感，沿着鼻端上下摩擦30~40次，然后放松呼吸静静地待上一会尽量做到心无杂念，两眼直视鼻端，保持匀速呼吸，3~5分钟即可。建议在晚睡前，两膝弯曲，俯卧在床上，足心朝上，用鼻子深呼吸3~5次，然后恢复正常体位和呼吸。

唾液——体内最神奇的灵丹

唾液的养生保健功能，自古就备受重视。从古人初创文字来看，舌旁之水为"活"字，意思是唾液是人体的生命之水，能够维持生命活力。历代医家和养生家都特别强调它的重要性，并给它起了"玉液""琼浆""甘露""华池神水"等诸多美称。中医认为唾液是人之精气所化，能润心，津液干说明真气损耗多。

唾液的主要成分是水，另外还有含钠、钾、钙、氯、硫等离子的盐类以及淀粉酶和溶菌酶、黏蛋白等。因此，不要小看了不起眼的唾液，它对于防治许多疾病是十分管用的。

1.唾液可以治疗皮肤病

在日常生活中擦破了皮肤，人们总爱在伤口处涂抹一点唾液来疗伤。动物受伤后，也喜欢用舌头舔舐伤口，这些经验都在告诉我们唾液有止痛止血的作用。更为神奇的是，德国有家专科皮肤病医院，用乳牛舔舐患者的皮肤，来治疗神经性皮炎和头皮癣等皮肤疾病，疗效很好。唾液这些奇特的力量最终在一位美国科学家那里获得了解释，这位科学家发现，唾液中含有两种特别珍贵的蛋白质，一种能促进细胞的增殖分化，从而使新生的细胞代替已经衰老和死亡的细胞，因此能够加速皮肤上组织的愈合，另外一种可以将断裂的神经焊接起来，使受伤的皮肤早日恢复感觉和运动功能。

2.唾液可以治疗胃病

胃酸过多、肚子胀疼、消化不良、胃痛、胃溃疡、胃痉挛……各种胃病严重影响着人们的健康和生活。为了治好病，很多人天天吃胃药，但是收效甚微。其实，根本不必大费周折地寻药治病，人体自身就常备了治疗胃病的良药——唾液。

唾液能够软化食物，杀灭口腔中的细菌。唾液中的淀粉酶能够帮助消化，保护胃黏膜免受胃酸损害。唾液中的蛋白质还有愈合伤口、止痛、杀菌的作用。唾液所具备的这些特点，都是它能治疗胃溃疡的原因。

如果觉得口内的唾液不够多，咽多了感觉口腔发干，可以用这个办法取得更多唾液：用舌顶住上颚，刺激唾液分泌，并搅拌口腔，攒够一口就咽下去。当然不要忘记补水，毕竟水是唾液的主要来源。

3.唾液是很好的养颜药

一般来说，身强体健的人，唾液分泌旺盛充盈，而年老体弱者往往唾液分泌不足，常出现口干舌燥、皮肤粗糙、面部晦暗没有光泽、大便秘结等现象。唾液与一个人的身体健康有直接的关系，好好利用唾液，可重拾青春，延缓衰老。

有句古话说："气是续命芝，津是延年药。"唾液中含有一种腮腺激素，能增加肌肉、血管和结缔组织的功能和活力，特别是能强化血管的弹性，增强这些组织的生命力。因此，只要腮腺激素充盈，就能保持皮肤的弹性。随着年龄的增长，人体的腮腺会在中年以后出现萎缩，常吞咽唾液，可以刺激腮腺活动，延缓其萎缩。

明代养生家冷谦就曾经提出用唾液养颜的方法。他在书中说，人的容颜憔悴是因为思虑过度引起的。每天用唾液洗面，半月之后，就能见效。

从医学的角度讲，唾液是以血浆为原料生成的，它是细胞很好的营养物质。唾液中含有多种酶，如淀粉酶、溶菌酶等，因此唾液呈现弱碱性。弱碱性的唾液可以杀灭面部的一些细菌，还能消除面部油脂，具有任何洗面奶都不具备的功效。所以，用唾液洗面养颜，是一种很好的选择。

4.津液养生法

古代养生家还总结出了很多利用津液的养生方法，这里介绍两个最主要的运动，漱玉津和游龙戏水。

（1）漱玉津

舌部最好的运动就是我们的祖先总结出来的漱玉津运动了。它是佛教禅定总结出的一套养生运动。方法是舌抵上颚，上下齿对齐，口微闭。双唇微闭是附属的动作，只要舌抵上颚，牙齿对齐，自然拉动口腔周围的肌肉，双唇也就自然而然的微微闭上了。舌抵上颚虽然是不连续的动作，但是这个动作引发口腔、喉部的肌肉处于微微收紧的状态，并且使得口中津液汩汩而生，对于激发这一部位的神经系统活力具有非常有效的作用。一直以来，漱玉津都是修身养性者非常重视的一个动作。

（2）游龙戏水

这是一个更有价值的舌部运动。比之漱玉津运动，游龙戏水有更大的好处。动作的要点：在饮水时，先将水含在口中，不要下咽，用舌头卷动水，不停地翻动，你会发现，你口中的水越来越多，就好像泉水不断涌出一样，这是因为你在戏水的时候整个口腔部位的肌肉都在运动，口中津液不断涌出，所以感觉水在不断地增加。

比之漱玉津运动，游龙戏水更具优越性，首先，因为有水在口中，所以舌的动作就显得较为轻柔，不用漱玉津动作中那样的力度，另外，津液同水一起下咽，更加顺利。在口中戏水生津，可以在很大程度上润泽口腔，将咽喉中的痰有效地化解，这一点比漱玉津更加有效。在藏医学的理论中，风、热、痰是致病的三大因素，漱玉津和游龙戏水，能够很好地将痰化解带下，所以对于去痰败火也有一定的效果。

第五章

体液就是我们的羊脂仙露

　　人体从成分上看应该是一个水体，体内的水占了身体体重的绝大部分。我们对外界的水知道的很多，却对身体内的水知之甚少。体液就是生命的海洋，血液就像是身体的石油一样重要，更像是地球上的河流一样重要，而汗液、津液、水道，无一不是身体内重要的良药。

　　只有了解身体内的各种体液，我们才会恍然大悟：原来有些病只是因为身体渴了，我们却没有给予正确的回应，只是拿茶和饮料来糊弄它！

EXPAND

血液：生命之海

血液不仅为我们正常的生命活动提供营养物质，它还给人体王国内的各个成员提供了一个温暖舒适的环境。无论外界是狂风暴雨还是电闪雷鸣，人体王国内始终是温和平静、四季如春，在这样和平稳定的环境下，人体各个器官成员才能各司其职，好好工作。所以，血液的确是生命存在的根本，我们用任何夸张的语言来形容它的重要性都不过分。

血液系统是人体中最畅通的信息平台，不管哪个部门出了问题，都是它第一时间向高层反应，堪称人体王国的第一媒介。为什么血液能及时抓住这些有效的信息呢？原来它有很好的资源优势。人体王国中的其他部门都跟它有沾亲带故的关系。通过这些关系，它就能轻易地打探到很多内部信息。例如国防部门中的卫士免疫细胞大部分都要通过血液循环在王国的各个角落巡逻，如果发现敌情，也要靠血液循环来输送人员到出事地点。就这样，人体王国依靠血液循环将各个部分联系起来，实行统一管理。

虽然从表面上看，血液的工作并不复杂，当它从人体的"粮库"——心脏中流出来的时候，把养料和氧气输送给全身的各个器官组织，当它流回粮库时，又把废物转送到身体的排泄器官。但是，如果血液一旦停止工作，身体各脏器都会因失去营养而发生不同程度的病变。

机体组织如果失去营养，就会出现代谢紊乱。就像一个人没有吃饱饭，自然也没有力气干活是一样的道理。身体的各个器官如果吃不饱"血"，就会停止活动，尤其是大脑。只要大脑供血停止三分钟，人就会丧失意识，停止4~5分钟，多数人都会发生永久性的脑损害，变得痴傻。

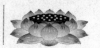

我国古代医学认为，气血是判断一个人是否健康的标准。气血充足则精力旺盛，气血虚弱，则精力衰微。只有身体的各种脏器都把肚子吃得饱饱的，才能干劲十足，工作出色，身体自然也就没病没灾了。如果吃不饱，他们就会闹罢工，干起活来疲疲沓沓，人体就会感到疲劳、无力、抵抗力下降，这就是我们常说的亚健康状态。这种状态时间一长，各种疾病就找上门了。所以，不生病最好的办法就是把各种脏器喂饱了。

1.大脑缺血后果严重

大脑作为各种器官的指挥中枢，如果吃不饱，便会对身体产生致命的伤害。就像一支部队，将军吃不饱，饿得奄奄一息，就没有办法指挥士兵打仗。身体也是一样，当大脑供血不足时，轻者会出现头晕、头痛、记忆力减退、失眠、健忘等症状，严重者就会危及生命。如果你对长期的头晕、头痛并不在意，那么必须提醒你的是，老年痴呆症和脑梗死等患者的前期都曾有过这些症状，也就是慢性供血不足。很多人吃这样那样的保健品补脑，大脑最需要补什么，其实他们根本不知道。大脑需要的是补血！是动力！

2.心脏缺血的后果

心脏血液供应不足，则会出现胸闷、气短、心跳减缓等症，这是心脏没吃饱，力气不够，想休息了。这时候你要是不分清状况，只是给它服用一些它根本不需要的药物，扩张了血管，只会让血流量更加缓慢。如果血液持续供应不足，血管就会萎缩，发生梗死。如同一个人很渴的时候，你不但不给他水喝，还要拿又咸又辣的东西给他吃，只会让他更渴。

3.肝脏缺血的后果

肝脏吃不饱，身体这个加工厂就不能正常工作，不能充分分解食物，并且解毒能力下降。若食物不能被充分分解吸收，身体的抵抗能力就会下降，人体随时都要承受巨大的风险。

4.肾脏缺血的后果

肾脏也是人体的重要排毒器官。肾脏吃不饱，经常打盹，很多毒素就会在它的眼皮底下逃走。这就对身体安全造成很大的隐患。肾脏营养不足，就不能正常排出体内多余水分和毒素，也不能正常发挥调整体内功能的作用，多余的水分和废物滞留在体内，身体就会出现代谢性酸中毒以及其他代谢障碍。

5.肺缺血的后果

肺作为气体运输的通道，如果吃不饱就没有力气与外界进行交换。呼吸有气无力，氧气供应不足，就会影响全身的器官正常工作，使代谢紊乱。

6.胰腺缺血的后果

胰腺分泌胰岛素和胰高血糖素，胰岛素的作用是降低血糖，胰高血糖素则通过分解肝糖原，使血糖升高。就像跷跷板，两头力量相当才能把血糖控制在平稳的范围内。胰腺供血不足，胰岛素的分泌就会相对不足，跷跷板的另一头就会升高，糖尿病也就找上门了。

由此可见，不可小视脏器缺血的情况，为防止出现严重后果，一定要把各种脏器喂饱。

血液：疾病诊断器

人类一直相信血液中蕴藏着神秘的力量，我们的祖先曾经发明了触摸血液（把脉）来推测体内变化，预知疾病的方法；在武侠剧中我们也可以看到很多用饮血来增进武功的邪门独技；甚至人们相信血液有神奇的疗效，鲁迅笔下用人血馒头治肺痨应该不是他自己的杜撰，中世纪的欧洲更是流行用处子之血治疗麻风病。不管上述做法是否真的有效，它都说明了自古以来血液在人们的心目中是玄而又玄的神秘

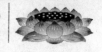

之物。

现代的科学技术让我们有了更好的、更科学的办法去了解血液里的秘密，并且也有了先进的设备来证实血液和人体疾病的关系。

其中最常见的就是血常规检查，通过这项检查，可以在很大程度上检测我们的器官是否正常，或者感染了哪种疾病。不过，虽然绝大多数人都知道血液检查报告单对健康来说十分重要，但是却很少有人能看懂它，我们能看到的只不过是一堆奇怪的数字和符号。俗话说，知己知彼才能百战不败，因此，如果我们想对自己的身体有更好的了解，就有必要掌握这些健康密码。

血液常规检查最大的工程就是计数血液中红细胞、血红蛋白、白细胞、中性粒细胞、淋巴细胞、血小板等的总数和分类计数。医生可以根据血液中各个小分队的数量来判断人体所处的状况。下面就给大家破解血液常规检查的密码。

1.红细胞计数（RBC）

［正常参考值]

男：$4.0 \times 10^{12} \sim 5.5 \times 10^{12}$ 个/L（400万~550万个/mm^3）。

女：$3.5 \times 10^{12} \sim 5.0 \times 10^{12}$ 个/L（350万~500万个/mm^3）。

新生儿：$6.0 \times 10^{12} \sim 7.0 \times 10^{12}$ 个/L（600万~700万个/mm^3）。

红细胞是血液中数量最多的成员，他们是负责氧气运输的专属大队，任务就是把肺中的氧气运送给人体各成员的家中。因为它们的存在，所以我们的血液呈现红色。

红细胞的数量少于正常值就是我们经常所说的贫血。如果红细胞偏多就说明身体增派了氧气运输大队的成员，意味着人体缺氧，常见的缺氧性疾病，如肺气肿。

2.血红蛋白测定（Hb）

［正常参考值]

男：120∽160g/L（12~16g/dL）。

女：110∽150g/L（11~15g/dL）。

新生儿：170∽200g/L（17~20g/dL）。

血红蛋白检查的临床意义和红细胞相同，但是血红蛋白能更好的反应贫血的程度。

3.白细胞计数（WBC）

[正常参考值]

成人：4×10^9∽10×10^9/L（4000~10000/mm^3）。

新生儿：15×10^9∽20×10^9/L（15000~20000/mm^3）。

白细胞是人体重要的免疫部队的分支，白细胞数量增多说明人体很可能在遭遇大规模的敌军（主要是细菌）入侵，为了增强防御力量，人体增派了更多的士兵来抗击外来的入侵者。当然，有些白细胞增多可能是生理性的，生理状况消除之后，白细胞的数量就恢复到了正常值。例如在运动中、或者妊娠期间，防御部队灵敏地嗅到了身体的变化，于是就增强了防守，观察一段时间后，确定没有安全隐患就自动撤兵了。

白细胞减少，可能提示身体内的病邪杀死了大量的白细胞，例如病邪性流感；也可能是身体内的某种疾病抑制了骨髓的造血功能，例如甲亢；某些药物如抗癌药和解热镇痛药也会使白细胞降低。

4.白细胞分类计数（DC）

[正常参考值]

中性杆状核粒细胞：0.01∽0.05（1%~5%）。

中性分叶核粒细胞：0.50∽0.70（50%~70%）。

嗜酸性粒细胞：0.005∽0.05（0.5%~5%）。

淋巴细胞：0.20∽0.40（20%~40%）。

单核细胞：0.03∽0.08（3%~8%）。

白细胞的分类计数对于诊断具体的病情有重要的临床意义，例如中性杆状核粒细胞增多可能是急性化脓性感染以及严重的损伤。如果进一步对其形态进行化验，能进一步判断疾病类型。而中性分叶核粒细胞减少则可能是患有某些传染病或者再生障碍性贫血等疾病。嗜酸性粒细胞可抑制体内碱性细胞的活动，这种细胞增多常见于一些皮肤病，如牛皮癣、天疱疮、湿疹以及肿瘤如鼻咽癌、肺癌以及宫颈癌等。嗜酸性粒细胞减少可能是伤寒引起，也可能是长期使用肾上腺皮质激素干扰了细胞的正常繁殖。

淋巴细胞总数高于正常值可能是人体面临着病邪的入侵，另外结核病、疟疾、慢性淋巴细胞白血病也会出现淋巴细胞增多现象。淋巴细胞减少往往是各种破坏引起的，常见的是长期化疗、X射线照射后或者先天免疫缺陷等。

5.血小板计数（PLT）

[正常参考值]

$100 \times 10^9 \sim 300 \times 10^9$个/L（10万~30万个/mm³）。

血小板是人体中用于止血的一个重要物质，如果没有血小板的凝血因子，人体可能会因为失血过多而死亡。血小板数量少的患者，医生在做手术的时候会考虑有出血不止的风险。

很多人在做过血液常规检查后，发现某些值与正常参考值不一致就惊慌失措，以为患了严重的疾病。其实，血液常规检查只是一个参考，不能作为确诊的依据。因为这个正常值是人为规定的，只代表着绝大多数人的平均水平，每个人的体质、饮食习惯和生活环境不同，比正常值高一点或低一点一般没什么大碍。但是，如果明显高出或者低于正常值就要引起重视了。

血液检查是医学检查中最重要的一部分，医生还可以根据检测血液中的各种化学成分来推测人体各项物质是否处于平衡状态；也可以通过检测血液中的肿瘤标识来检查人体是否患有恶性肿瘤，例如通过甲胎蛋白（AFP）可以初步筛选肝癌，癌胚抗原（CEA）可以初步判断是否有消化道肿瘤；还可以通过检查血液中的免疫因子来判断是否感染了某种疾病或者患有自身免疫力方面的疾病，例如通过检查乙肝两对半来判断是否感染乙肝病邪，通过检查艾滋病抗体来判断是否患有艾滋病。由此可见，血液是人体疾病最好的诊断器。

你的血液健康吗

高血压是最常见的一种慢性病，也是心脑血管疾病最主要的危险因素。如果你得了感冒，经过简单的化验，医生会立即告诉你是病邪性的还是细菌性的，并迅速给你开出药方。但是高血压却没这么简单，它的致病原因非常复杂，跟日常饮食、生活方式以及运动方式等多方面都有关联。下面我们就来给大家详细讲解一下，为什么我们的血压会升高。

生活中我们会经常遇到这样的情形：当我们面临危险或者被激怒的时候，血压会快速升高，这是身体主动采取的一项应急措施。因为它觉得有些部门需要特别防护了，增加能量供应是为了让这些部门更好地做出防护反应。

那么，身体内这个神秘的指挥者是如何调动血液到这些部门的呢？主要有两个途径：一是通过扩张血管，增大血流量来达到调节的作用。二是依靠动力系统心脏的作用。这就好比火车运输比较慢，换成动力更强劲的飞机一样。加速心脏的收缩，使血压升高，就会将更多的血液输送到所需要的部门。人体的血液量是恒定的，当更多的血液被输送到这些战时部门，身体的其他部门就必须将吸收营养的量调整到最低状态。

在通常状况下，正常的血压就可以维持人体各部门的功能，不需

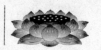

要心脏过度劳作。但是，当人体血管老化、无法维持正常的张力的情况下，或者血液变得黏稠的时候，身体指挥部就只好启动第二套应急方案，即增加心脏动力，升高血压。另外，还有的人因为平时摄取过多的脂肪，导致血管壁上有厚厚的胆固醇堆积，血管壁坑坑洼洼，这时候就会使得心脏耗费的动力增大。

由此可见，血压升高是身体不得已而采取的应急措施，目的是保证人体各器官组织的血液需求量。也就是说，高血压的实质并不在于血压升高，血压升高只是身体的一种自我调节反应，真正有问题的是血管和血液，即血液里脂肪含量过高、血管老化失去弹性、血管壁上出现脂肪堆积等原因致使血管通道受到了阻碍，高血压由此产生。

人体血管随着年龄增大而开始呈现老化趋势这不难理解，不过这还是次要的，最要命的是血管粥样硬化。

导致血管粥样硬化的原理非常复杂，血管专家也未必讲得清楚，但是有一点非常明白，我们都见过饭店里盛泔水的桶，桶的四周会沾满一层厚厚的油脂。动脉也是一样的道理，因为长时间盛放着高脂血液，这些血液流经后会在血管壁上留下一层厚厚的"油脂"，从外观上看上去就像稠粥贴在血管上，所以叫粥样硬化。当血管壁上沾满了这样的油脂"粥片"后，血管口径就会变窄，这个不难理解。这样的"粥片"会出现在全身各大动脉血管上，其中以冠状动脉最为出名，冠状动脉粥样硬化就会引起我们常说的"冠心病"。冠状动脉是专门给心脏，也就是身体王国的宫廷提供物资的。宫廷物资配给不上，后果可想而知。这条通路窄了，身体就会想办法保证供给，就要加大心脏的动力，提高血压。如果血管不是特别窄，血液还能勉强通过，患者只要别做过于剧烈的耗能多的运动，也不会有大碍。一旦通道受阻严重，血液供应量严重缺乏，那么心脏部位的肌肉便会因为缺少营养而导致衰竭死亡，这就是我们常说的心肌梗死。

血液究竟是如何变黏稠，从而导致了高血压的发生呢？具体来说，有以下几个原因：

1.饮食不当

现代人大多都存在一定的饮食问题，有些人对油脂高、含糖高的食品情有独钟，久而久之，就会造成营养过剩。身体代谢中消耗不完的营养不但会累积在肝脏中，变成中性脂肪，也会增加血液中的中性脂肪，使血液变得黏稠。另外，每餐吃得过饱也是导致血液黏稠的一个重要原因。

2.运动不足

很多现代人都缺乏运动，而运动不足就会导致体内的脂肪和糖分燃烧不充分，最终变成脂肪在体内囤积起来。另外，运动不足还会导致代谢机能下降，残留在体内的废物不能及时被排出也会让血液变得黏稠。

3.压力所致

长期处于压力大的状态不但会使血压上升，连胆固醇和血糖值也会上升，这样就导致血液流通不畅，最终血液变得黏稠。

4.体内水分不足

天气炎热或运动过量时，人体会大量出汗，这时候如果不及时补充水分就会导致体内水分不足，从而使血液中的水分也会变得不足，在这些情况下血液就容易变得黏稠。因此在大量出汗或因感冒发烧脱水时，一定要及时补充水分。

除了因血液而导致的高血压之外，高血压的形成还跟以下几个方面有关：

1.遗传因素

遗传因素也是导致高血压的一个重要原因之一。人类从直立行走之后，头部和心脏的位置由原来的同一水平线转变为一高一低，形

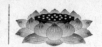

成很大的落差，再加上重力和引力的影响，心脏必须用很大的爆发力（增大压力）才能将血液输送到位置较高的大脑，也需要很大的"吸"力把下肢的血液收回。这是从人类进化史的角度来说。如果从个体家庭来看，如果父母双方或任何一方有高血压病史，那么子女患高血压的风险就比别人大。但这并不是说父母患高血压子女一定也要得高血压，关键还得看后天的生活调节。

2.高盐饮食

特别要提醒北方人注意的是高盐饮食也是导致高血压的一个重要原因，虽然现在还没有明确的理论论证食盐和血压之间的特定关联，但是很多事实摆在眼前，不由得我们不信。南方人与北方人相比较口味偏淡，患高血压的比率也比北方低得多。一天摄入6克食盐就足以保证身体所需，再多了就会成为身体的负担。

3.压力所致

现代人容易患上高血压，还有一个不容忽视的因素，那就是压力。前面我们说过人体在面临危险和紧急情况的时候会增加血液的供应量。这是身体的主动应激。当前人们的生活状态，让这种应激状况变得很普遍，几乎每一个都市人都像上紧了弦的时钟，马不停蹄地奔命，心脏迫于身体和精神的要求，也要加班加点地工作，以保证各个器官的血液供应。于是，人体就习惯性地停留在这种高血压状态之下。

了解了高血压的形成原因之后，我们就要针对自身的实际情况做到最大程度的预防，注意科学饮食，健康饮食，改善不良的生活习惯，这样才能远离高血压的侵害。

保养血液：让机体交通顺畅

血液是身体的食粮，负责运送这些物资的是分布在全身四通八达的血管，它无所不到，上至首都（心脏）下至小乡镇（微小组织），形成了由主干道（大动脉、大静脉）、辅道（其他主要动、静脉）和其他小路（毛细血管）组成的完整的交通网络。

俗话说得好——"要想富，先修路"，身体内的小王国也奉行这样的道理，即要想各个地区（器官）和平稳定地发展生产，就必须保证充足的物资供应，这就需要有通畅的交通做后盾。但是由于各种原因，动静脉等主干道经常会出问题。主干道发生了阻塞，势必要引起整个王国的动荡。

1.静脉的养护

很多人认为静脉有问题是遗传导致的，个人也无能为力。其实并非如此，即使有遗传基因在起作用，也不能说明我们无法掌控自己的健康状况。下面的一些方法，就可以改善静脉的状况，有助于维持静脉畅通。

（1）有氧运动

有氧运动可以加速静脉中血液的流动，冲走血管中的沉淀物。每周进行三两次这样的运动，例如游泳、骑车、爬山等，利于保护血管的生命力。

（2）保持凉爽

体温过高会导致静脉膨胀，这就是为什么很多人在夏天会感到静脉格外疼痛的原因。有类似症状的患者，最好避免用热水淋浴和盆浴。疼痛时，用冷水敷在患处即可减轻症状。

（3）正常排便

经常便秘的人患静脉疾病的风险较大，因为便秘会增加腹压，阻

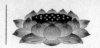

碍下肢的静脉回流。平时多吃高纤维的食物，有助于肠道的蠕动，减少便秘发生。

(4) 轻松卸压

压力过大会刺激肾上腺素的分泌，使心跳加速，增加静脉的压力。减缓压力不但可以维护静脉健康，而且对身体其他器官也有好处。

(5) 抬腿运动

长期站着或者坐着，静脉受压后流速就会减慢。因此，长期坐着办公的人最好时常走动走动，也可以原地不动，将双腿抬高，或者搭在桌子上，这样腿上的静脉就可以休息一会儿。有很多人习惯交叉着腿坐或者跷着二郎腿，这都会给静脉带来很大的负担，有这种坐姿习惯的人一定要改正。

2.动脉的养护

动脉是人体的生命线，由于承载的"交通"压力很大，因此也是最容易出问题的地方。近年来动脉疾病引起的死亡人数持续上升，多是因为动脉受损害或阻塞引起的，所以动脉也应该成为养护的重点。

不良的生活习惯是造成动脉疾病的主要原因，只要在日常生活中稍加注意，很多看似严重的疾病都可以预防。

(1) 多喝茶水

茶中含有丰富的抗氧化物，这些物质可以中和血液中有害的活性氧分子。活性氧分子对动脉的破坏很大，它能引起动脉壁增厚，使血流不畅。

(2) 低脂多菜

前面我们已经说过高脂高热量的食物是动脉的一大杀手，所以提倡多吃蔬菜。蔬菜中的维生素C、维生素E等抗氧化物质，有助于保护动脉。另外，蔬菜中还有丰富的叶酸，这种物质有助于降低血液中半胱氨酸的含量。如果它的含量升高，得冠心病的机率就是正常人的许多倍。

（3）戒除烟酒

烟酒是一大害，这个谁都知道，吸烟会使血液变得黏稠，加大动脉的压力，加大患高血压的可能性。如果戒掉烟，三五年之后，血液的黏稠度会趋向正常。

谁破坏了体液这一灵药

同样的年龄，你会看到不一样的脸孔，有的光鲜照人，如同初春的嫩芽，有的则黯淡衰老，像榨干了水分的橘皮；同样的年龄你也会看到不一样的精神状态，有的人活力四射，而有些人却疲怠乏力。现实生活中，这样的情况十分常见，相仿的年龄，相仿的身体素质，同样查不出什么毛病的身体，却呈现出不同的精神面貌和精神状态，这是为什么呢？有一个原因能够解释，那就是后者体液中的酸性物质超标了。下面我们就来详细了解一下，什么是体液，体液与人体的代谢有什么关系，体液变酸为什么会影响健康以及怎样预防体液变酸。

1.什么是体液

所谓体液，通俗地说就是身体里的各种液体，包括血液、唾液、淋巴液、组织液以及细胞内液等。

2.体液与代谢的关系

人体的代谢是一个非常复杂的工程，整个过程都离不开水。体内水量的分布、形态，以及电解质的浓度都是由身体内一个奇妙的系统进行调控，从而使细胞内外的体液容量、压力、浓度以及酸碱度都能够保持一个相对稳定的平衡状态。这是细胞正常代谢所必需的环境条件。如果这种平衡环境被破坏，细胞的代谢就会受到阻碍，造成代谢失衡，就会引发一系列的疾病，轻者会出现上面提到的一些诸如面部黯淡、疲乏等症状，严重时还会引发许多疾病，甚至有可能会危及生命。

3.体液变酸的原因

人体就像一条大河，我们在不断地往"河"里扔各种食物，这样势必会打破河水原本的生态环境。为了维护正常的酸碱平衡，身体就会调动呼吸系统、排泄系统将过多的酸性物质排泄出去，如果这时"人手"不够用，人体的"随身医生"只好拆了东墙补西墙，调用其他器官中的碱性物质，如骨骼中的钙来中和多余的酸，尽最大力量维持内环境处于相对平衡状态。如果此时还不改变不健康的饮食习惯，身体就会一点点变酸。

加强运动，多出出汗，能把体内的一些酸性物质排出体外，但现代人很少拿出时间去运动，所以体液酸化成了不可逆转的趋势。

4.体液变酸对健康的影响

人体的体液酸碱度维持在7.35~7.45这个范围内是最好的，这种稍偏于弱碱性的内环境最有利于细胞的生存。如果体液的pH值小于7，也就是当体液呈现酸性的时候，身体就会出现各种不适症状。其中表现最为明显的是大脑，血液酸化，会破坏神经系统的功能，导致全身倦怠无力。进一步受到破坏的是心脑血管，导致心脏病、高血压和动脉硬化等疾病。进而组织器官受到损害，出现多种器质性的病变。那么体液变酸为什么会导致这些病症呢？

（1）酸性体液会杀死免疫细胞

酸性体液给细菌、真菌提供了良好的生存环境，使这些有害物质在体内过度活跃、大量繁殖，而身体的免疫细胞却不能正常工作，因为有很多已被酸性体液杀死。在敌强我弱的形势下，身体的抵抗力大大降低，增加了患病风险。

（2）酸性体液中脂肪含量过高

酸性体液中储藏着过多的脂肪酸，导致血液的黏稠度上升，高血压和冠心病也会随之而来。如果体液的酸化得不到控制，体内许多细胞就会大量死亡，而死亡细胞的尸体本身也呈现酸性，这又加大了体液的酸性程度。这种强酸体液会迫使一些细胞发生突变来适应这样的环境，形成恶性细胞。恶性细胞不再听从身体指挥部的控制，它们自行繁殖、生长。这些无规则快速生长的恶性细胞就是癌细胞。

由此可见，酸性体液的危害很大，它不但摧毁了本该娇艳的容颜，还毁掉了我们的健康甚至生命。很多爱美的女性将大量的金钱和时间用在购买化妆品、做美容上，如果不懂得调适自己的身体，这一切努力都是白费。

5.预防体液变酸的方法

我们有必要认清楚是什么让我们的身体变"酸"了，这样才能对症下药。

（1）从饮食入手

判断食物的酸碱性不能由口味决定，并不是尝着是酸的它就是酸性的，而是要根据代谢之后的产物来看。如果代谢后生成的是氯、硫、磷等非金属元素，就是酸性食物，这类食物有米、面、鱼类、肉类、蛋类和烟酒等。代谢后留下较多的钾、钠、钙、镁等金属元素的则是碱性食物，主要有各种蔬菜、水果、豆类、菌类和牛奶等。

因此，改善酸性体质首先要从饮食上入手，尽量多吃碱性食物，特别推荐的碱性食物是海带，饭后还可以多喝点茶水。当然，一定要以适度为原则，一点酸性食物都不吃对身体也不好，最好保持酸碱比例1∶2搭配。能做到一日三餐搭配合理，有荤有素，有酸有碱，不挑食，不暴饮暴食就可以了。

(2) 多喝水

也是冲淡体液酸度的一个好方法。这里还有个小窍门。大家通常都习惯在水烧开后直接倒进暖瓶中，这样做是不对的，最好在烧开后把壶盖打开，停留3分钟，让水中的酸性物质挥发出来之后再灌入壶中，当天烧的水要当天喝，不要隔夜。

(3) 从运动入手

加强运动是万古不变的方法。运动可以排汗，可以促进代谢，这些都有助于排出体内的酸性物质。熬夜也是导致体液发酸的重要原因，所以尽量保持作息规律，最好每晚在11点之前休息。如果必须熬夜，一定不要拿肉类当宵夜，最好吃些含碳水化合物多的食品。

来自淋巴的疾病防御战

人体王国里有一套完整的防护体系，包括外围的皮肤城墙以及内部的"军队"组织。按照功能的不同和部队规模的大小，可以将"人体国防系统"中的"军队"划分为五个主力部队，分别是淋巴细胞、嗜碱性粒细胞、中性粒细胞、单核细胞和嗜酸性粒细胞。

淋巴细胞就是这些部队中最强大的一支，是人体王国的中央军。按照职能的不同，这支中央军又可分为两支精锐部队，一支是T淋巴细胞，一支是B淋巴细胞。下面我们就来认识一下它们。

1.T淋巴细胞

T淋巴细胞，我们简称为T字分队，它是中央军中人数最多的一支，功能也最强大。T字分队也有明确的分工。其中，辅助性T细胞是整场防卫战的最高指挥官。抑制性T细胞则是战争结束后辅助性T细胞的接班人，它不赞成辅助性T细胞穷兵黩武的方针，主张温和的斗争方式，总是想尽办法安抚辅助性T淋巴细胞的情绪。

我们先来看一下最高指挥官辅助性T细胞是如何在沙场点兵的。

人体的免疫细胞很多，但不是哪个细胞都可以成为将军，辅助性T淋巴细胞为了获得这个最高荣誉，经历了诸多磨难。在很小的时候，它就被送进专门的机构（胸腺）接受培训，在那里它们要学会识别各种不同的敌人。那些头脑不清晰，不分敌我乱杀一气的学员即使战斗能力很强也要被淘汰掉。经过严格的筛选后，一批技术过硬，作风优良（能够识别敌我）的学员就会被分派到身体各处，走上领导岗位。这些学员是真正的百里挑一的骨干（一百个辅助性T淋巴细胞，最后只能留下一个）。

当巨噬细胞顶着敌人的残骸来禀报军情的时候，辅助性T细胞就要对这些军情进行周密的分析，判断巨噬细胞杀死的是不是真正的敌人，是哪种类型的敌人，这类敌人有什么特点，应该怎样对付。当这些工作完成之后，它就开始向全国的军队（巨噬细胞、粒细胞、自然杀伤细胞和B细胞）发出战斗指令（释放淋巴因子），接到指令后的战士们立刻斗志昂扬，雄赳赳地奔赴战场。

辅助性T细胞还有一名战友叫细胞毒性T细胞，它主要负责侦查，慢慢靠近那些受伤的细胞和有叛变动向的细胞，在他们身上投下一颗颗炸弹，将他们逐一消灭掉。

2.B淋巴细胞

人体免疫系统中最强大、最神奇的是B淋巴细胞生成的抗体。抗体是专门针对一种敌人特别组建的"特种部队"，一种抗体对付一类敌人。从敌人入侵到特种部队组建完成大约需要一周的时间。等到"特种部队"装备完全后，它们就会在人体战场内四处开火，遇到目标敌人就立即展开行动。它的作战方式比较灵活，有的会扑到敌人身上，将它团团围住，让它无法动作；有的则通过自身的力量感化（中和）病邪细胞；有的则加紧修筑隔离带，保护里面健康的居民。

B淋巴细胞的种类很多，每一种只能生成一种抗体。在和平的

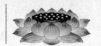

环境下，B细胞都处于休养生息的状态。此时它们的数量和体积都很小。一旦接到险情告急，指挥官（辅助性T细胞）就会在种类繁多的B细胞中挑选一个来制造秘密武器（抗体）。此时，这个细胞迅速从冬眠状态苏醒，投入战斗。它要做的第一件事就是生产武器（抗体），它会快速分裂，大量增殖出跟自身一样的细胞。此时，B细胞的体积在短时间内大增，里面充满了制造抗体的流水线和输出抗体的管道。一个被激活的B细胞在一小时内就会分泌出超过1000万个抗体。这是多么惊人的生产速度！这些抗体就是专门针对某种病邪量身定做的独门暗器。

汗液——排毒的高效通道

随着现代科技的发展，我们以为可以为所欲为地改造自然，甚至可以改变气温。我们不必再担心夏日的炎热，完全可以悠然地在20度左右的室内欣赏窗外骄阳，也可以在狂风肆虐、雪花纷飞的冬季躲在暖气房中吃冰淇淋。当我们心满意足地享受着这一切高科技带来的舒适时，我们的身体却发出了抗议，因为这种舒适不是身体真正需要的，它影响了我们身体的正常运作。

身体本身自有一套体温调节系统，它来自于皮肤和汗腺。可是自从有了空调、暖气，皮肤几乎成了一个多余的部门，它的体温调节作用丝毫派不上用场，它的搭档——汗腺也开始变得游手好闲，而皮肤上所有的毛孔也只好关门歇业。这样一来，身体明显感到不自在了，它时常发发小火，在这里或那里鼓起几个痘痘以示抗议。

那么，汗腺是如何进行工作的呢？

1.调节体温

汗腺是人体体温调控系统的重要组成部分。人体皮肤上的汗腺总数有200万～500万个，其中手掌和足底最多。不是所有的汗腺都可以排汗，能排汗的叫能动汗腺，有178万～276万个。当气温升高时，这些汗腺开门营业，如同无数个在身体内打开的通风孔。通风换气后，身体的体温就降了下来。当气温变冷，大汗腺几乎就进入休眠状态了，他们主动关门歇业，帮助身体积蓄能量。只有在运动或某些紧急情况下，才会起身看看发生了什么事情。

2.排毒

汗腺的作用当然并不仅限于调节体温，它还有一个很重要的作用就是排毒。如果把身体比作房子，汗腺就是这个房子的各个小窗口。身体内的垃圾可以通过正门（肛门）排出体外，也可以通过下水管道（尿道）排出体外，当然最方便的就是打开窗子（汗腺）将垃圾扔出去。汗腺排毒跟其他两种方式不同，它简单灵活，随时都可以进行，可以人为控制。

人体在多种情况下都可能排汗，例如在精神紧张、情绪激动的时候或者突然受到惊吓，也会冒出冷汗，这是由于神经受到刺激，毛孔扩张引起的，属于精神出汗。另外，在吃辣味食物后，很多人也会大汗淋漓，这是味觉性出汗。还有一种常见的出汗就是运动中出汗。而这其中运动排汗是最好的排毒方式，既能大量排泄废物，又能结实肌肉，锻炼身体，舒缓神经。因此，建议大家每周至少做一到两次有氧运动，到大量出汗为止，出汗后要多喝水。平时也要注意多喝水，以便促进汗液排泄。长期坚持运动排汗的人，可以保持身体的健康和活力。另外，桑拿也是很好的排汗方式，但不要蒸太久，以免体内水分排出过多，导致皮肤干燥或者脱水，危害身体健康。在蒸桑拿前要喝一大杯水，可以帮助加速排毒。浴后还要再喝一杯，以补充体内的水分，排出剩余的毒素。

虽然很多人都知道出汗可以帮助排毒，但现实生活中有些人却因为出汗的问题十分烦恼。这其中最常见的是两种情况：

1.不容易出汗

出汗的多少跟个人生理结构有关，有的人汗腺发达，出汗多，稍微活动一下就会流汗；而有的人则汗腺小，不容易出汗。例如胖人一般来说出汗较多。如果没有其他的症状或不适感就不必过于担心，多数出汗少属于生理性汗腺分泌不发达，不是疾病。

但是，如果不出汗时伴随着脸红、体温升高等情况，则有可能是微循环不畅，妨碍了汗腺的正常排泄。在这种情况下，周边血管容易发生痉挛，一遇到冷水或者冷空气，手脚血管会强烈收缩，手脚变紫，感觉冰凉。交感神经功能不佳的人也会出现这种情况，遇冷时，交感神经不能及时收缩肌肉产生热量御寒。

除去以上原因，女孩少汗怕冷也可能是由于缺铁引起的。铁是制造血红蛋白的重要原材料，影响着身体内氧的运输代谢。体内的营养素得不到完全氧化，就不能产生足够的热量来抵御寒冷。如果平时吃含铁的食物较少，加上月经导致大量的铁流失，女性就易患缺铁性贫血。

总之，排除了器质性病变的可能后，不易出汗时可以试一试以下的几种小方法来帮助身体排汗：①睡前用热水泡泡手脚，促进血管末梢的循环；②多做运动，通过燃烧脂肪，让身体热起来；③冬季选择温热的食物和药材进补，活化血管，提升气血。一般来说红色、有甜味的食物具有温补作用，例如：牛羊肉、虾、鸡肝等含有丰富脂质和蛋白质，韭菜、青椒、辣椒、洋葱、荔枝、桃子等果蔬以及糙米、高粱、芝麻和坚果（松子、腰果、胡桃、栗子）等都可以选来食用。用枸杞子、红枣、人参、龙眼肉或生姜这些常见的中药材泡茶喝，也有促进血液循环，保温御寒的效果。

2.经常无故流汗

有人不出汗，有人却流汗不止。生活中有很多这样的人，在完全没有外界影响的情况下，全身出汗不止，尤其在睡眠中最为常见。这种情况如果发生在白天就叫自汗，在睡眠中就叫盗汗。

正常的出汗与气温和劳动强度有密切的关系，如果不是这两个原因，则可能就是多汗症。引起多汗的原因很复杂，患者一般没有其他的明显症状。汗腺是由交感神经控制的，多汗的主要原因可能是交感神经过度兴奋，导致汗液分泌异常。引起交感神经兴奋的疾病都可能是出汗多的原因，但通常都会有并发症，如果没有其他的症状，则不必过于担心。另外，患有以下几种疾病的人也很容易出汗。

①糖尿病并发症引起植物神经紊乱的一个表现就是排汗异常。糖尿病人很容易大汗淋漓就是因为植物神经失调导致交感神经兴奋，促使汗腺的分泌增加。

②低血糖患者也会有自汗和盗汗现象。血糖降低会刺激交感神经释放出大量的肾上腺素，导致出汗。这类患者常常会面色苍白。

③甲状腺功能亢进也会有多汗怕热的表现，还会伴随体重下降、心跳加快、食欲增加等症状。

总之，生理性的多汗现象可以经过调理恢复正常。如果是原发性的疾病则需要检查病因，积极治疗。出汗后皮肤的护理也很重要，尽快将汗液清除，以免汗液中的细菌破坏皮肤，引起皮肤发炎。

水，人体的第二血液

水是人体细胞的重要成分，是生命体中最根本的物质，水占人体总重量的60%以上，这样说来，人体不应叫肉体，而是"水体"。身体的每项工程都有它的参与：血液循环离不了它，呼吸也少不了它帮忙，排泄和消化更不必说。人体王国跟我们外界的生活环境很相似，自然环境不能离开水，人体内环境也是如此。如果体内没有森林和矿藏资源（维生素和矿物质），生命体也许还能维持几天，但是如果没有水，一切生命活动都会停止。

身体内的水就像一个万能的工匠，哪一项离了它都不能正常开工。具体来说，水对于人体的作用可以归结为以下几个方面：

1.参与体内各种物理、化学反应

水可以溶解各种营养物质，诸如脂肪和蛋白质等，将其变成悬浮于水中的胶体状态，以便于身体吸收。水路是身体王国最重要的交通运输方式，水在血管、细胞之间川流不息，把氧气和营养物质运送到各个地区，然后再把代谢废物排出体外。在这个过程中，从前台到后台，水一刻也不停地奔忙。总之，人体各种代谢都离不开它。

2．调控人体的气温

水在这个项目中如同一个为了祖国的稳定发展而英勇献身的烈士。一到炎热的夏季，身体王国内的居民就开始叫嚷着喊热，有的甚至以罢工相威胁。为了维持稳定的社会秩序，水勇敢地站了出来，同高温做斗争，结果很快被蒸发掉，壮烈牺牲了。然而它的牺牲换来了王国内恒定的温度，保证了正常的生活秩序。天冷时，水又在王国内开起了热力公司，当国内的居民冻得缩作一团的时候，水就通过各种形式把储存的热量输送给千家万户。

3.是人体关节的润滑剂

为了避免体内的关节之间发生磕磕碰碰，水（节囊液、浆膜液）甘愿在两者的夹缝中生存，目的就是为了避免这些组织因为发生摩擦而受损。不仅在关节处，在其他成员间也随处可见这位协理员的身影。例如在眼球与眼睑之间有眼泪，舌头与口腔中有唾液，肠道内有消化液等。

4.是体内各种矿物质的主要组成部分

为了保证各部门正常运作，水还要经常出国，不断给自己充电，每出去一次，都会增长一些新知识（带来钙、铁、钾等矿物质），这些恰恰是民用和军工生产所必需的。

水还有很多其他的本事，不能一一尽数。总之，水就是人体的第二血液，对人体王国的稳定发展起着无可替代的作用。

喝什么水才健康

有调查显示，人类80%的疾病与水有关，也就是说，今天喝的水，或许就会决定我们10年后的健康状况。美国的无线电公司就是一个例证。虽然这家公司因为污染地下水而被关闭多年，但是仍旧有很多离职员工罹患癌症的消息不断传出来。其中有5人患乳腺癌，6人得肝癌，另外还有肺癌、骨癌、鼻咽癌、卵巢癌、大肠癌等各种各样的癌症。为什么此公司的人如此密集地患癌症，原因就是他们曾经长期饮用公司的水，而这些水恰恰来自受污染的地下水源。因此，一定要慎重对待今天喝下的每一口水，说不定多年以后，它就成了某种恶疾的罪魁祸首。

如今市面上流行的水很多，纯净水、磁化水、矿泉水等，那么，到底该喝哪一种才是健康的选择？下面我们就先来认识一下这些水。

1.桶装纯净水

先来认识一下桶装纯净水。由于价格相对便宜，纯净水成为除自来水以外家庭和企业的主要饮用水。纯净水里面不含任何杂质，包括细菌微生物，也包括矿物质。也就是说纯净水只能用来解渴。"不求有益，但求无害"是对纯净水最好的解释。但是，这种无害也只是相对纯净水本身而言的。如果长期饮用这种水，就会破坏人体的代谢平衡，影响神经、肌肉和多种酶的活动，减弱人体免疫力。更何况纯净水不只是不含矿物质这么简单，它的酸碱度也不合格。我们知道人体体液的ph值偏碱性是最好的，喝的水也以弱碱性为好。而纯净水的ph值呈酸性，这对本来体液偏酸的现代人来说，无疑是雪上加霜。身体一旦呈现酸性，细胞的功能就会降低，各个器官的作用也会减弱，新陈代谢缓慢，废物在体内堆积排不出去，慢性病也就紧跟着来了。所以，还是少喝这种水为妙，尤其是正在长身体的青少年。

2. 矿泉水

矿泉水是指地下深层流经岩石的水。矿泉水比纯净水贵，是因为其中含有一定的微量元素，有助于促进人体的新陈代谢。但是，矿泉水中的微量元素种类比较单一，并不能为人体提供全面、均衡的矿物质。如果作为长期的生活饮用水，可能使某种元素过量，其他一些微量元素缺乏，导致体内微量元素失衡。这些过量的元素在血液、细胞中沉积，会加重肾脏负担，容易导致肾结石、尿道结石和胆结石等结石病。

3. 自来水

自来水是我们最为熟悉的一种水，几十年来一直与我们生生相伴。自来水中含有大量的矿物质，虽然市面上有种类繁多的饮用水，但是从成本等各方面考虑，自来水依然是城市的主要用水。很多人选择喝桶装水就是因为担心自来水受到污染，对健康有害。虽然近年来水质的污染较为严重，但质量合格的自来水是可以放心饮用的。自来水在处理过程中会经过几道程序消毒，水中的微生物和细菌都会被过滤掉，最后留下来的氯化氢也极易挥发。我们一直以来都是饮用这种水，我们的身体结构已经适应了这种水质，所以干净的自来水对城市居民来说就是好的水。

需要注意的是烧水方法。生活中经常见到一些错误的烧水方法，例如水刚开就立即关火，或者烧开后还要让它沸腾很久，或者烧开后还要盖着盖再烧几分钟。这些看似很用心的方法其实对水质并没有什么好处。正确的做法是等水快开了的时候，把盖子打开，开盖煮2~3分钟，到煮沸为止。这样能促进水中的有害物质挥发出去。

这样喝水才是健康的

选择好了喝什么样的水之后要还注意科学的饮水方法，这样才能有效发挥水对人体的作用。科学的饮水方法应坚持以下四项基本原则：

1.不要等到口渴才喝水

稍加留意就会发现，生活中总是有许多人经常忘记喝水。大多数人的饮水量都达不到所需要的水量，不过很多人却以为自己喝的水足够多了。原来，他们把咖啡、果汁、碳酸饮料全都算进去了。虽然这些饮料属于流质食物，里面含有大量的水，但他们却不能代替水。还有人习惯早上喝牛奶和豆浆代替水，其实这也是不可取的。

很多疾病都与缺水有关。缺水会造成血液浓缩、循环不畅，营养物质不能及时送达身体的器官组织，细胞代谢需要的营养跟不上，就会出现疾病。另外，身体内的水通过汗液和尿液的形式把血液中的垃圾排泄到体外，如果缺少水分，这些垃圾就会滞留在体内，这也是疾病产生的原因。像胃溃疡、关节炎、糖尿病、腰腿痛、哮喘等，都与体内缺水有关，换句话说，这些症状出现是身体在提醒你，它口渴了，要你给它水喝。

口渴则说明身体已经严重缺水了，这是一个提示信号。身体缺失2%的水就需要及时补充，缺5%的水就会感到口渴，缺水10%，将出现生理功能障碍，超过20%，则会有生命危险。

所以，每天要养成规律喝水的习惯，不要等口渴了再喝。早上起床后喝一杯，中午10点钟补充一杯，下午3点钟再喝一杯，晚上9点左右喝一杯。每杯大约500毫升。其他时间可以陆陆续续喝一些，但这四个点一定要喝，这是最重要的喝水时间。如果能坚持这样做，保证你的患病机率减少一半以上。

2.开水不要隔夜喝

亚硝酸盐在人体内可形成致癌的亚硝胺。经过多次煮沸或者煮沸很长时间的开水中含有更多的亚硝酸盐。如果将开水放置24小时之后，亚硝酸盐的含量会明显上升，是刚烧开时的1.3倍。所以，当天烧的水一定要当天喝完，可以用电热杯现烧现喝，既不浪费又有益健康。

3.睡前少喝，睡后多喝

睡前喝太多的水，会造成眼皮浮肿，半夜老跑厕所也影响睡眠质量。经过一个晚上的睡眠，人体经过代谢会流失掉约450毫升水分，因此早上起床后需要及时补水。此时，空腹喝杯温开水或者淡盐水有益血液循环，也能保证大脑供血，使这一天的思维清晰敏捷。

4.喝水不要过量

喝水少了不好，喝多了同样也不好，过量饮水会引起"水中毒"。"水中毒"是指长期喝水过量或短时间内身体必须借着尿液和汗液将多余的水分排出。如果你不到半个小时就要去一次厕所，很可能就是喝水过量了。随着水分的排出，人体内的电解质会受到稀释，血液中的盐分也会减少，吸水能力随之降低，体内的水分就会很快被分散到组织细胞内，使细胞发生水肿。水中毒后，开始会出现头昏眼花、虚弱无力、心跳加快等现象，严重时还会发生痉挛、意识障碍和昏迷。有些女孩子想靠超量喝水来减肥，这是一种很危险的方法。

5.多喝温热水，不要喝冰水

在气温炎热的夏季，很多人选择饮用冰水或冷饮，其实这是不科学的。虽然冷饮可以给我们带来短暂的清爽和舒适感，但大量饮用冰水或冷饮也会导致汗毛孔封闭，使皮肤散热困难，过多余热蓄积在体内，极易引发中暑。夏季大量出汗后，正确的饮水方法是，喝一些加少许盐的淡盐水，以补充丢失的盐和水。盐水进入肌体后，会增加细胞的渗透性，使因为不断出汗而缺水的机体能够及时补充水分。

6.多次少喝慢饮

一般来说，成人每天摄入2000~3000毫升的水，也就是2.5千克左右。这么多的水不需要你一口气全部喝完，可以把它分到一天的十几个小时中去慢慢喝。每次喝水不应太急和太大口，即使非常口渴，也一定要缓慢地让水分充分润滑每一寸喉咙、食道。很多人口渴了才想起喝水，然后大口大口地吞咽，觉得很过瘾，其实这样喝水很容易把空气一起吞咽下去，引起打嗝或腹胀。肠胃虚弱的人，更不要这样喝，不然肠胃很容易受到损伤。

第六章

经络，身体的万灵丹

　　经络是现代医学仍然解释不了的身体谜团，但它的的确确在人类医疗史上存在了上千年，可以说已经经过了历史的检验。本着"取其精华，弃其糟粕"的原则，拨开经络层层神秘的面纱，从深邃的中医古卷中捡拾几颗对我们的健康有益的珍珠，有何不可呢？

　　人体的十二条经络就好像十二枚灵丹，针对不同的病情有着不同的药效，为我们排忧解难，保驾护航。

EXPAND

中医学中最神奇的灵药

在数千年之前，中国的医生就相信人体有一套自行控制的系统，这套系统掌管着人体的一切功能，它就是中医学中所说的经络。据《黄帝内经》记载，经络具有"决生死，除百病，调虚实"的作用，也就是说经络决定生命的生存和死亡，人体之所以生病就是因为经络出了问题，疾病能够得到治愈也是经络的作用。因此，可以说在中医眼中，经络是人体最神奇的灵药。

虽然在解剖学中暂时还不能证实经络的存在，但是经络穴位在中医中的应用却十分广泛。经络是气血运行的有序通道，其过程相当精密和复杂。中医经络分为经脉和络脉，如同一棵树一样，经脉是主干，络脉是枝节，经络纵横交叉，遍布全身。我们常见的人体经络图通常只显示经脉。人体的十一个脏器各有一条经脉与之相对应，另外在心脏和外层的保护膜之间还有一条心包经，人体躯干的前侧和后侧有任督二脉，加起来一共有十四条主要经脉。他们之间有着错综复杂的关系。通常脏的经络和腑的经络在同一片骨隔膜的两面，五脏对应着五腑，心包经对应六腑中的三焦，在手臂的内外两侧。所以，在相对应脏与腑之间的变化会形成相同的病理现象，这种现象在中医中叫做"脏腑互为表里"。例如，有人肺部有问题，在西医看来是呼吸道感染，肺部发炎，而在中医看来则是寒气进入了大肠经。一个是呼吸系统，一个是消化系统，两个完全风马牛不相及的器官怎么会相通呢？这是因为，从中医经络学的角度来看，大肠经和肺经恰恰是对应的。

人体是一个充满智能的机体，各种不明原因的病痛和症状都可能是来自经络。例如，人体脏器能力不足，经络不畅，身体就会出现疼痛。因此，我们不妨多学习一些经络的知识和按摩手法，这样在身体出现痛感的时候，就可以对"经"下手，手到病除了。当然，经络自行处在一个相对平衡的状态，即使身体出现了病痛，它也会努力保持最大程度的平衡。所以，经络按摩也要遵循经络的运行规律，胡乱按摩很可能会打破身体的最佳平衡，使身体的状态变得更糟。也就是说经络按摩应该对症，寻经而行，不要随意敲敲打打，如果弄不好，很可能按下葫芦起了瓢，造成身体内环境紊乱。因此，学习一下人体经络的基本知识，熟知每条经络的位置是十分必要的。

弄清人体的经络

中医认为经络系统客观地存在于人体体内，是人体的随行神医。经络的存在，最主要的用处就是维护人体的正常运转，使之具备适应各种自然环境的能力。如果经络这个随行医生都病了，身体的健康自然就没了保障。这也就是中医常说的"通则不痛，痛则不通"的道理。

经络畅通，气血运行无阻碍，人就不会生病。所以，按照中医的理论，人生病的根本就在于经络出了问题。俗话说，知己知彼才能百战不败，所以要想避免生病，我们就有必要先来熟识一下人体的各条经络。这就如同一条高速公路，如果有一辆车突然刹车，停在马路中央，后面就会有很多车发生拥堵，甚至碰撞。相反，如果车辆都有序运行，"司机"都不"酒后驾车"，那么司机在行驶中也会感觉比较舒服。人体的经络系统也是一样的，每条经脉线就像一条高速公路，经络通，人就感觉畅快，不通，"堵车"或者"交通事故"，都会让人很郁闷，这就表示生病了。为了开好"车"，充分享受驾驶的快感，我们有必要熟识各条"高速要道"。经络学说最早产生于两千五百年前的一部伟大的医学巨著《黄帝内经》。经络是经脉和络脉的总称，古医学把人体上纵贯全身的路线，称之为经脉，将这些大干线上的分枝以及分枝上更细小的分枝，称为络脉，"脉"是这种结构的总括。上面讲了人体有五脏（心、肝、脾、肺、肾）和六腑（胃、小肠、大肠、膀胱、胆、三焦），另外还有心包，每个脏腑都连接着一条经络，加上任督二脉一共是14条。每条主干上都有很多穴位，总共有360多个，听起来似乎很烦琐，也难以掌握。其实，我们常见的病痛和对应的穴位也不过是二十几个，对照经络图，好好摸索，不用多久也就烂熟于心了。耐心学习，假以时日，定能起到有病治病，无病防身的效果。

很多人在还没学习经络之前就被那些五花八门的名字给搞晕了，什么手少阳三焦经、手太阳小肠经、足厥阴肝经、足阳明胃经等，不明白其中的手足、阴阳是怎么回事。其实，经络的命名是有一定的原则的，了解了这一原则，有助于更好的掌握经络。中医中的阴指的是暗面，即见不到光的那一面，而对人体来说，阴就是内侧。例如胳膊的内侧就是阴经，反之，外侧即为阳经。中医将一阴一阳演化为三阴三阳，他们相互间有对应的表里相合的关系。肢体内侧前、中、后三个位置分别为太阴、厥阴、少阴；外侧面的前、中、后分别称为阳明、少阳、太阳。这些名字可以帮助记忆相应经络在身体的具体位置。

手足的命名比较简单，分布于上肢的经脉，在名称前都冠以"手"字，同理分布在下肢的经脉则称为足经。阴阳和手足的命名原则是根据身体的位置而定，看到带"手"字的经脉，一定是分布在上肢，而带"阳"字的经脉一定在身体外侧。例如，手太阴肺经，一定在上肢内侧前端。

十二经脉在四肢的分布规律是：

	内侧	外侧
手 前	太阴经（肺）	阳明经（大肠）

手中　厥阴经（心包）　少阳经（三焦）

手后　少阴经（心）　太阳经（小肠）

足前　太阴经（脾）　阳明经（胃）

足中　厥阴经（肝）　少阳经（胆）

足后　少阴经（肾）　太阳经（膀胱）

娇弱的林妹妹——肺经

看过《红楼梦》的人都知道林黛玉死于肺结核（肺痨）。用林妹妹比喻肺经，还有一层原因是太阴肺经跟林妹妹一样弱不禁风。下面我们就来认识一下肺经和肺脏，详细了解一下它们是如何影响着我们的健康的。

1.肺经的位置

肺经起自中焦（腹部），下接大肠，转身沿胃的上端贯穿膈肌入肺，然后从气管、喉咙横向出胸壁外上方走向腋下，再沿上臂前外侧，至肘中后经前臂桡侧往下到桡动脉搏动处，又沿手掌大鱼际外缘出拇指桡侧端。

2.肺脏的重要性

生活中，很少有人注意到肺的作用，稍有咳嗽、嗓子疼就认为是感冒，不太会把肺当回事。曾有一个中年妇女，经常感到手臂酸麻胀痛，去医院也检查不出什么病。后来求助于中医，医生认为她是肺气不足，肺经不畅。经过一段时间的调理，大有好转，可见肺经的功能是很强大的。

3.肺脏的主要功能

《黄帝内经》上说肺为"相傅之官"，就是宰相大人，居一人之下万人之上的地位，可见其作用之大。肺脏的功能主要是进行气体交换，在这一过程中向机体输送氧气，排出废气，上可疏解肝经之郁结，中可运化脘腹之湿浊，下可补肾中之亏虚。

4.肺脏功能异常的表现

如果肺功能异常，会有上火、口干、胸痛、咳嗽、呼吸困难、脖根部疼痛、肘至手腕部麻痹等症状。随着身体机能降低，皮肤逐渐变得干燥、失去光泽，声音微弱没有底气，元气丧失。这一连串的身体不适势必会导致精神欠佳，常常会因为一点小事情就大动肝火，心情沮丧。呼吸系统的疾病，在秋冬之际会有加重的倾向。

5.肺脏出问题的信号

如果饮食偏好清淡，不喜油腻，并且身体或情绪上出现上述症状时，多是肺经出了问题。《内经》上说"诸气者，皆属于肺"，气虚的培补、气逆的顺调、浊气的排放、清气的灌溉，都可以通过调节肺的功能来实现。这是很好的治病思路，通过刺激肺经上的穴位，使气血流通顺畅，身体便能迅速恢复轻松愉快。皮肤不好，问题可能也出在肺经上。因为"肺主皮毛"，肺气不足，皮毛必受损。

6.调节肺经

"肺主宣发肃降，肺是水上之源，肺开窍于鼻，肺主皮毛，诸气愤郁，皆属于肺，在志为忧悲，在液为涕，在体合皮毛，在窍为鼻。"肺，在体为皮毛，在窍为鼻，在液为涕。只要从皮毛、鼻、涕上下手，则可找到治病的办法。例如， 我们前面介绍过的中医取嚏法就是利用了这一理论。

肺经上的穴位总共有11处，按揉不同穴位可以起到不同的保健治疗效果。

①按揉鱼际穴（在手掌拇指凹陷处）可止咳定喘。

②点揉太渊穴，补气效果很好，可以缓解呼吸无力。

③按揉尺泽穴（位于人体的手臂肘部，取穴时先将手臂上举，在手臂内侧中央处有粗腱，腱的外侧即是此穴），可以疏通上肢经筋，

对前臂不遂，肘关节运动功能障碍，肘关节周围软组织疼痛均有很好的治疗作用。

（4）点刺少商穴（位于拇指末节桡侧，距指甲角0.1寸处）放血，有通经气，活气血，清肺逆，泄脏热，通窍络，苏厥逆，利咽喉，消肿痛之效。

7.肺经与皮肤补肺妙招

皮肤不好，问题可能也出在肺经上。因为"肺主皮毛"，肺气不足，皮毛必受损。有位女性，以前患过肺结核，后来皮肤上经常出现星星点点的小疙瘩，并且总感觉口干舌燥，特别容易口渴，下午体温还会略微升高。这名患者皮肤不好就是因为肺脏曾经受损，没有完全修复，可以通过补肺的方法来解决。

（1）药膳补肺

肺虚可分为肺气虚和肺阴虚两种。肺气虚患者可选用人参、黄芪、白述、黄精、蛤妙、核桃仁等药食兼补之品。配方一：将生晒参、核桃仁、生姜、红枣煎汤饮用。配方二：将瘦羊肉加生姜、当归煮食。配方三：用百合、糯米、花生米煮粥食用。肺阴虚的人则应多选用太子参、沙参、阿胶、麦冬、百合、玉竹、银耳、冬虫夏草、蜂蜜、鲜梨汁等。

（2）运动补肺

这里介绍一套可改善肺活量的呼吸器官伸展运动。长期坚持练习就能提高肺活量，增强肺功能。

①胸部运动：十指交叉放在背后，掌心朝下，边呼气边挺胸，同时手腕用力向下推。

②肩部运动：肩部放松，背部挺直，边吸气边尽量向上抬高双肩；然后边呼气边放松，肩膀自然下收。

③侧身运动：十指交叉放在后脑勺处，肘部要努力向正上方伸

展，尽量扩胸，然后身体向左侧转动，同时呼气。左右交替进行数次。

④转体运动：十指交叉放在后脑勺处，肘尽力向两侧张开，上半身转体90度，下半身不动，同时吸气。左右交替进行。

⑤背部运动：十指相互交叉置于胸前，手掌朝向正前方，然后向上伸展双臂，头在两臂之间，同时呼气，双手伸至背部呈半圆形为止。

救命的稻草——手厥阴心包经

手厥阴心包经是一个独立的网络，它虽不在五脏六腹之中，却跟许多病症有关，因此才在12经脉中占有一席之地。从解剖学来看，心包是心脏外部的一层薄膜，在心包与心脏之间有一部分体液，作为心脏和隔膜之间的润滑剂。下面我们就来认识一下心包经，详细了解一下它是如何影响我们的健康的。

1.心包经的位置

心包经起于胸中，浅出属于心包络，向下通过横隔，经历胸，上腹部和下腹部，依次联络上、中、下三焦。

2.按摩心包经的功效

（1）消除多余心包积液

心包与心脏之间的积液原来是有助于减少心包和心脏之间的摩擦的，但是由于各种原因，这些积液会增加，积液一旦增多就会影响心脏的活动，心脏动力也就减弱了。如果积液长期不能消退，心脏的机能就会降低。这时，认真按摩心包经可以快速排出过多的积液，恢复心脏的能力，其他由心脏供血的器官也就得到了修复。

（2）提升脾的免疫力

根据中医五行相克的理论，心属火，脾属土，火可生土。因此，按摩心包经又可提升脾的免疫能力。

3.调节心包经

(1) 按压心包经

心包经上的穴位很少，但个个是宝贝，其中郄门穴可以说是心脏病患者的救命稻草。"门"，顾名思义就是出入的门户。郄门穴的意思就是心包经的体表经水通过这道门流回体内经脉。若心脏病患者病情突发，一时又找不到救心丸，就可以通过按压此穴来救急。

(2) 按压劳宫穴

心包经上还有一个非常实用的穴位是劳宫。劳宫穴位于第2～3掌骨之间偏于第3掌骨的掌中纹处，握拳屈指时当中指端所指处。此穴可泻心火、清血热。这是一个补养心脏的穴位，因着急上火而出现状况就可以找它。很多人有这样的体会，在面临一些重大的场合比如面试或者当众演讲的时候会心跳加速，手心出汗，这时，不妨按压劳宫穴。你会发现，它的镇静功效非常好。

4.按摩心包经的方法

(1) 按摩心包经不能以痛或不痛为标准

有的人不痛是因为经络本身没有堵塞，而有的人阻塞了可能也不会感觉到痛。这是为什么呢？因为正常情况下，身体会自动调整到一个平衡状态，尽管这种平衡的水平很低，但由于长时间处在这种低水平的平衡状态下，人体已经适应了这样的环境，所以，敲打经脉时也不会感觉到痛。这个时候就要先打破人体的这种低水平的平衡状态，然后才能进行修复。当人的气血上升之后，人体才开始进入修复程序，此时再配合身体的需要去疏通经络，就会起到很好的效果。所以，不要以为压时不痛自己就是健康人了，而是要根据你平时的身体状况确定。如果平时经常感到困顿、乏力、头昏脑涨、精神欠佳，这说明你正处在一种低水平的平衡状态下，需要尽快启动身体的修复系统。

（2）按摩心包经的具体方法

①整条经络按摩。按摩心包经最好能整条经络按摩，这样才能取得最好的效果。在按摩时，不必追求穴位准确，只要循经一点点按下去，按到痛点就多按几下，按到不痛为止，不痛的地方点到即可。

②按摩的顺序和次数。按摩的顺序基本上都是从胸到手，关键是让所按到的每一点都能传到心脏里，如果有听诊器，可以放在腹部听，能听到流水声就表示按摩效果不错。开始做时，腹部的流水声可能没有或者不太清晰，经常做之后，你会发现水声渐渐由浑浊变得清晰，这说明身体已在好转，继续按下去，直到水流通畅之后，可以减少按摩次数。因为血液流注不同脏器的时间也是不同的，所以按摩时要注意这一点。

胆经——为你排忧解难

现实生活中，我们在享受着高科技带来的一切便利的同时，也不可避免地承受着快节奏的社会环境带来的生存压力。于是抑郁症、办公室综合征等五花八门的病症也随着日益增长的工资而来。

当压力重重的时候，有些人选择了通过运动、探险以及挑战极限等方式来进行缓解。不可否认，这些方法确实可以起到一定的作用。但是，除了这些在精神层面可以选择的方法以外，我们还可以回归身体自身去找寻打开心灵枷锁的钥匙。身心毕竟是相通的，心理的不适会影响到身体健康，反过来，身体上也一定有舒缓精神压力的通道，这条通道就是胆经。下面我们就来认识一下胆经，详细了解一下它是如何影响着我们的健康的。

1.胆经的位置

起于眼外角（瞳子　），向上达额角部，下行至耳后（风池穴），由颈侧，经肩，进入锁骨上窝。直行脉再走到腋下，沿胸腹侧面，在髋关节与眼外角支脉会合，然后沿下肢外侧中线下行。经外踝前，沿足背到足第四趾外侧端（窍阴穴）。有三分支；一支从耳（风池穴）穿过耳中，经耳前到眼角外；一支从外眼角分出，下走大迎穴，与手少阳三焦经会合于目眶下，下经颊车和颈部进入锁骨上窝，继续下行胸中，穿过膈肌，络肝属胆，沿胁肋到耻骨上缘阴毛边际（气冲穴），横入髋关节（环跳穴）；一支从足背（临泣穴）分出，沿第1～2跖骨间到大拇指甲后（大敦穴），交与足厥阴肝经。

2.肝胆相照

《黄帝内经》，上面说"肝者，将军之官，谋虑出焉，胆者，中正之官，决断出焉。"我们常说肝胆相照，肝的身份如同一个将军，深谋远虑，决策千里，而胆就充当着士兵的角色，冲锋陷阵为肝分忧。如果只是肝将军在谋虑而"胆"不能为它即使解决问题，过多的压力压在肝身上，久而久之，难免会造成身体不适。毕竟身心是一体的，精神长期紧张的人容易患胃溃疡，经常生闷气的女性也会影响到子宫、卵巢等，出现妇科方面的疾病。所以，压力大的人要好好调理一下胆的功能，真正实现"肝胆相照"。

3.胆经的调理

中医自古就有敲经点脉之法。敲打胆经，按摩胆经上的穴位就能起到泻肝之气的作用。因为肝胆是相通的，肝脏有人体化工厂之称，是排毒和解毒的重要场所。肝脏排出的毒素会释放到胆经以缓解自身的压力，就像将军生气的时候会拿着小兵当出气筒一样。胆经承受了太多来自肝脏的毒物，就容易发生堵塞。这就要及时疏通胆经，改善排毒，增强肝脏的解毒能力。胆经通畅的人通常是精力旺盛，情绪平稳，性格和缓，这样的人自信而不狂躁，比顶着一身压力的人更能成就事业。

敲胆经的主要目的在于迫使胆汁分泌。胆汁在身体内掌管消化，将吃进去的食物分解成各种营养物质。如果胆汁分泌不足，身体的营养成分跟不上，血气自然就会下降。

胆经在大腿外侧，敲打起来最为方便，随时随地都可以进行，不受地点和位置的限制。敲胆经也跟心包经一样，不必找穴位，只要沿着经行的方向敲即可。如果觉得某个部位有点痛感，就多敲几下，不痛了之后再换地方。一时打不通也没有关系，只要慢慢来，长期坚持，就一定有疗效。敲胆经时只要平坐，双臂自然下垂，为方便起见，可以把一条腿放在另一条腿上。轻轻敲打，用力自然均匀，不必太用力。如果觉得身体不适，每天可敲打一两次，次数根据个人情况而定，掌握在5分钟之内就行。

膀胱经——人体的美容师

新陈代谢和机体免疫都会产生很多垃圾，这些垃圾积累过多，久而不排，就形成毒素，对身体健康有着极大的破坏力，最直观的表现是肌肤变得暗沉、粗糙。要改善这一问题，就必须保证人体排污管道的畅通。人体的排污形式有很多，汗液、粪便、痰、鼻涕这些都是，但最主要的还是膀胱经。在人体建筑中，膀胱经好比建筑中的排污总管道，而汗腺、泪腺、肠道等则是分支排污管道。所以，要保持体内环境清洁，膀胱经必须畅通无阻。下面我们就来认识一下膀胱经，详细了解一下它是如何影响我们的健康的。

1.膀胱经的位置

膀胱经起于目内眦（睛明穴），上达额部，左右交会于头顶部（百会穴）。本经脉分支从头顶部分出，到耳上角部。直行本脉从头顶部分别向后行至枕骨处，进入颅腔，络脑，回出分别下行到项部（天柱穴），下行交会于大椎穴，再分左右沿肩胛内侧，脊柱两旁

（一寸五分），到达腰部（肾俞穴），进入脊柱两旁的肌肉，深入体腔，络肾，属膀胱。本经脉一分支从腰部分出，沿脊柱两旁下行，穿过臀部，从大腿后侧外缘下行至腘窝中（委中穴）。另一分支从项分出下行，经肩钾内侧，从附分穴挟脊（三寸）下行至髀枢，经大腿后侧至腘窝中与前一支脉会合，然后下行穿过腓肠肌，出走于足外踝后，沿足背外侧缘至小趾外侧端（至阴穴），交于足少阴肾经。

2.膀胱经的重要性

作为人体最大的排毒通道，几乎所有的身体问题都和膀胱经有直接或间接的关系。膀胱经之所以有如此重要的作用，是因为它的循行线路很广。膀胱经是唯一一条有两道线路的经脉。这两条线路上的穴位与其他脏腑相对应，就像足部有脏腑的反射区一样，膀胱经上也有这样的反射区。正是因为这些关联，膀胱经的有效范围才这么广。

不仅如此，膀胱经对女性来说更加重要，因为它还是人体天然的美容专家。膀胱经无时无刻不在积极清理体内的毒素，以保证皮肤光洁、身材匀称。如果皮肤出现了问题，长了痘痘或者肤色不好都可以找膀胱经来解决。

3.膀胱经的调理

很多长期坐办公室的女性，大腿和臀部特别臃肿，这与膀胱经长期受压，排毒通道不畅有关。膀胱经还可以帮助一些爱美女性修身塑形，如何来做呢？有两个办法：一个是循经按摩，另外一个是点穴按摩。

（1）循经按摩

循经按摩就是按照膀胱经运行的路线，从眼角的睛明穴到脚趾的至阴穴，默默梳理膀胱经2遍。后背的有些部位不容易够到，可以掠过。整个过程自然放松，呼吸均匀，可以冥想自己的手跟随着膀胱经内的气血一起运行，这是第一步。运通膀胱经后，双手分别按于两臀，手指朝下，意念集中在环跳穴（在股外侧，手按臀部最容易触到的地方，可参考人体穴位图）深吸气，双手按压臀部，同时收缩臀部的肌肉，上提肛门和外阴，同时双脚慢慢抬起，想象膀胱气血凝聚于环跳穴，停顿10秒钟，慢慢呼气，放松，双脚放下，环跳穴之气散发于臀部。反复几次。此法可以显著改善臀部轮廓，并有收缩阴道的功能。

（2）点穴按摩

点穴按摩是指点按膀胱经上的关键穴位，这些穴位对于排毒至关重要。

①八髎穴：位于骶椎上，左右两侧各四个共有八个，在第一、第二、第三、第四骶后孔中，分别叫上髎、次髎、中髎和下髎，合称"八穴"。这个穴位针对大而扁的臀部特别有效。按摩时，用手指逐个点压，每个穴位停留3秒后再放松，重复8次。需要注意的是，按压此穴时必须有酸、麻、涨、痛、热的感觉，才会达到效果。次髎还是治疗痛经的特效穴，效果非常好。痛经时，如果自己不懂如何点揉，就用手掌隔着衣服来回摩擦，直到感觉有股热感透过皮肤，疼痛会立刻减轻。

②承扶穴：改善臀部下垂还有一个很有用的穴位是叫"承扶"，此穴位在两片臀部线低端横纹的正中间，左右两边各有一个。按摩这个穴位不但可以疏通膀胱经，还能刺激臀大肌的收缩，指压5分钟后，你会感到臀部有轻微上翘的感觉。按压扶承穴的时候要分两段发力，首先垂直压下，到达穴位点后将指力向上勾起，这样才能充分达到效果。如果有痤疮、坐骨神经疼和便秘等症，按压此穴也能收到很好的效果。

膀胱经在从腰到委中穴这段位置迂回往返，因为有两条膀胱经路过此处，所以这一段是查看体内毒素淤积程度的重要部分。反过来理解，这里也是解毒要道。经常按压此段，可以防止体内毒素积聚。

(3) 调理肾脏

膀胱经不但是体内最大的排毒通道还是身体抵御外寒的重要屏障，膀胱经畅通，外寒则难以入侵。打通膀胱经只有按摩还不够，还要依靠肾脏的协助。因为膀胱经的能量来源于肾脏，肾脏与膀胱相表里，膀胱经只是通道，粮仓则在肾脏里。所以，膀胱经排毒功能的有效使用还要靠肾脏的支撑。

肾经——通向幸福之路

肾主藏精，是人身立命的根本所在，生命力不断地从这里释放出来，生生不息。因此，先天身体根基不强的人，更需要后天培补。

人体的自然寿命本可以达到120岁，但是很少有人能到这个寿限，因为即便没有疾病，人体各种形式的衰老也会阻碍人们攀登长寿之峰。当有人出现腰酸背疼、头晕耳鸣、四肢倦怠无力、发脱齿摇、失眠健忘、性功能减退等症状时，我们就说这个人老了。而这些表现，从中医的角度来说，都是肾虚的症状。也就是说人体的衰老与肾脏有紧密的联系。

锻炼肾经就是最好的补肾之法。经络是修复人体机能的神医，通过经络的疏通，我们可以改变先天之本给我们规定的生长轨道，激发人体巨大的自愈潜能，身体的各种器官和功能就可以被激活，从而上升到一个更高水平的平衡状态下，这样器官即使经历了岁月磨损也依然能够保持强劲的动力。下面，我们就来认识一下肾脏和肾经，详细了解一下它们对我们健康的影响。

1.肾脏的功能

（1）肾主生髓

中医认为肾脏是生命之源，掌管人体的生长、发育和繁殖。肾脏生髓，肾脏中精气的盛衰，直接关系到骨的生长发育和健康状况，老年人常出现骨质疏松也是因为肾脏功能降低。肾开窍于耳，人老之后，耳朵不好问题可能也在肾。

(2) 调节体内水液平衡

肾脏还掌管着全身的水，调节人体内的水液平衡。人体内的一切代谢活动都要在水中进行。就拿脂肪代谢来说也是这样，减肥并不是像我们所想的那样，固体的脂肪颗粒会被直接燃烧掉，然后排出体外。其实，真正排出体外的是水。减肥的实质是把脂肪转化成水分，这是一个液化的过程。因此，提高肾脏的功能，把体内多余的固态垃圾转化成水排出体外，才是减肥的根本。

2.肾脏功能出现问题的临床表现

肾的能量在中年以后会逐渐下降，大多会出现肾气虚。肾脏的能量不足，会影响到周身的其他器官。因为身体的水不能很好地被气化、分清浊，毒物就会残留在体内，形成脂肪、酸毒，堆积在大腿内侧以及腹部，让这些部位看起来臃肿肥胖。很多男士婚后比婚前体重增加明显，主要是肾气虚造成的，身体每况愈下，衰老势不可挡。

3.调理肾经

肾经是十二经脉之一，起于小指之下，斜走足心，出于然谷之下，循内踝之后，别入跟中，以上踹内，出腘内廉，上股内后廉，贯脊属肾，络膀胱。肾经上有3个主要穴位，个个是无价之宝，用好了它们，许多病都不需要找医生了。它们分别是涌泉穴、太溪穴和复溜穴。

(1) 涌泉穴

涌泉穴是肾经上最重要的一个穴位，自古就有"临睡搓脚心百次可延年益寿"的说法，因此涌泉穴又被称作"长寿穴"。涌泉穴是肾经的起点，位于脚底正中心，屈趾时脚窝凹陷处。它最实用的功效是能引导气血下行，对于高血压、头晕目胀、哮喘等上行病症有很好的疗效。每晚睡前盘腿而坐，用双手按摩或用手指点压双脚涌泉穴，直到有酸胀的感觉，每次50~100下。此法也有增精益髓、补肾壮阳、强盘壮骨之功效。

(2) 太溪穴

太溪穴是女性的普遍敌人——"手脚冰冷"的克星。女性手脚冰冷有多方面的原因，低血压和贫血都会导致这种情况，不过最主要的原因还是自律神经失调。按摩太溪穴可以调整自律神经，效果非常好。手脚冰凉的女性朋友，务必在睡觉前按摩此穴，每天反复刺激，不知不觉间手脚冰冷的症状就会消失了。

太溪穴位于脚踝内侧的旁边。从足踝内侧中央往脚后方触摸，在足踝内侧和跟腱之间，有一个大凹陷。这凹陷中间，感到动脉跳动的地方就是太溪穴。白天，可在此穴用胶布贴上米粒，反复刺激，能长时间保持疗效。

太溪穴还是足少阴肾经之"输"穴，古代将它称为"回阳九穴之一"，能明显提高肾功能。针灸或者按摩太溪穴对绝大多数的肾脏疾病，如慢性肾炎、糖尿病、慢性肾功能不全都有很好的效果。

(3) 复溜穴

复溜穴位于太溪穴直上两厘米处，用大拇指指腹仔细按摩此穴，对治疗淤血和炎症效果最好，像男女性生殖器炎症，或者流产留下的后遗症都可以按摩此穴。

复溜穴对延缓大脑衰退也有奇效。记忆力减退与大脑血液循环减慢有关，也与肾脏功能衰退有关。而刺激复溜穴可以促进血液的循环，对补肾亦有很好的效果，恰好一举两得。这个穴位针刺效果最好，不过手法若不是很熟练，最好不要冒险尝试，用拇指指肚点揉按摩也有不错的效果。

对症下"手"，向经脉找药方

便秘是一种常见的慢性病，发病原因复杂，不容易治愈，而且发病期间病人十分痛苦。便秘的治疗是一个长期复杂的过程，在配合药物治疗的同时，还应该从饮食和生活上慢慢调理，增加蔬菜的摄入，减少熬夜的次数。

另外，对于治疗便秘来说，还有一个辅助方法十分简便有效，那就是敲一敲带脉。带脉，如同它的名字一样，就像一条带子环在腰间。医书上对这条经脉的描述不是很多。《针灸甲乙经》中说，此脉主治女性下腹疼痛，月经不调。《针灸大成》中也有相似的描述。《医宗金鉴》中则说可以治疗疝气，以及女性白带增多等症。

带脉的位置很特殊，有多条经脉穿行而过，就像一条绳子，把身体的经脉横向串联在一起，医书上说的"总束诸脉"就是这个意思，所以敲打带脉有同时敲打这些经脉的功效。任何一条经脉在这个位置出现淤滞，都可以通过按摩或者针灸的方法进行疏通。有人按照文中介绍的方法敲打了一个星期，加上每晚推腹，的确很有成效。最初几天没觉得有什么变化，依然不能正常排便。到了第四天的时候，忽然觉得肚内一阵骤痛，赶紧跑厕所。从那以后，每天继续环腰敲打百十下，顺、逆时针各打圈揉腹50次，排便继续，且非常顺利。便秘的问题解决了，体重也开始慢慢下降，现在基本恢复到了正常水平。

生完孩子的女性，腰部通常会赘生出一圈"救生圈"，经常敲打带脉，可以除掉这层赘肉，并且对调理妇科方面的疾病也有好处。敲打的时候注意不要太过用力，最好在临睡前进行。

手足经络使用

人体的穴位主要集中于神经末梢密集或神经干线经过的地方，因此，四肢上分布着许许多多穴位。这一节我们就主要来给大家讲一讲手足经络的按摩方法。

1.手指穴位按摩法

看过央视播出的大型纪录片《故宫》的人想必对慈禧太后的保养方法记忆犹新。每天早上，慈禧起床后做的第一件事情就是让宫女端来一大盆热水，然后用毛巾把手包裹好，放进水中浸泡一会，取出后让宫女仔细按摩每一个关节。

慈禧的这一保健方法在古代的养生文献中早有记载。手部有多条经络通达，十二条正经中有六条直达手部，例如食指与大肠经相连，中指是心包经的终点，与此相关的23个穴位在手上。另外，手上还有经外奇穴34个，全息穴42个，整个手部就有99处穴位。所以，按摩手指实际上就是按摩了这些经络的末梢，可提升气血，促使全身经络畅通。

手部穴位的按摩可以针对个别的穴位，也可以整掌按摩。下面介绍手上几个特效穴位：

（1）劳宫穴

位于中指正下方手中央，经常按摩此穴对治疗癫痫、呕吐、口臭、呃逆、口舌生疮等有很好的效果。

（2）鱼际穴

位于拇指第一掌骨凹陷处，这是与呼吸密切相关的一个穴位，生气时按摩此穴可以理气。搓鱼际穴也是预防感冒的一种有效方法，还有解表、利咽、化痰的功能。每天坚持搓鱼际穴，能够提升肺的功能，从而改善容易感冒的体质，提高抵抗力。按摩的方法很简单，两

<u>鱼际</u>对搓，就像用两手掌搓花生皮一样，搓十几次之后，双手开始发热，此时热气巡行进入肺，再继续搓两分钟左右。

（3）少府穴

双手握拳，小指尖按下的地方就正是此穴。府，即府宅的意思，是心经气血凝聚之地。按摩此穴可以发散心火，治疗心痛、心烦、心悸、遗尿、小便不利等症。

（4）合谷穴

位于第一、二掌骨之间，在第二掌骨中点、是手阳明大肠经的一个重要穴位。取穴时，用另一只手的拇指第一关节横线正对虎口边，拇指屈曲按下，指尖所指处就是此穴。经常按摩此穴，可以改善大肠经络循行之处器官的功能，使相关疾病如牙龈炎、头痛、咽痛等有所缓解或消除，正如古人所说"面口合谷收"，即合谷穴可以"收拾"面上和口中的疾病。按摩时，可用另一只手的拇指屈曲垂直按在此穴上，一紧一松按压，穴位下面出现麻木感见效。

另外，进行整掌穴位按摩时，不必特意找穴，在掌部穴位区用拇指用轻、慢、柔、缓的指力进行打圈按揉，初次按摩出现局部酸痛肿胀的感觉，可能是指力过大，以后要减轻指力。按摩的重点要放在中指以下的全息穴上。

还可以采用梳子梳手心的办法，最好选用牛角梳，不会太尖利。可先在手心上涂一层保护油，以防划伤皮肤，然后按照从上往下，从左往右的顺序梳理。每天坚持梳10分钟，可以延年益寿。

2.足部穴位按摩法

在血液循环中，动脉的血是干净的，而静脉内血液流速缓慢，血液中有很多杂质，如尿酸晶等。这些杂质受地球引力的影响会沉积到人体足部，造成足部血液循环不畅，心脏负担加重，其他器官营养供应不足，长此以往，人体的器官功能就会下降。

内脏在足部都有反射区，也就是说足部实际上汇集了身体所有的脏器。如果某个脏器出现了问题，在足部就会有所反应，比如出现气泡、小结节等。全面按摩这些反射区后，足部的温度上升，血液流速加快，足底的沉积物会被带动起来，重新参与血液循环，然后通过排泄器官排出体外。

足部全面按摩的手法很简单。先用温水泡脚半个小时，然后用双拇指指腹推压整个足部，包括足底、足内侧、足外侧、足背以及小腿部位，然后有重点地按摩病痛位置和反射区。按摩时，要一边活动脚趾一边按摩，因为脚趾上有多条经络的末梢。例如大脚趾是肝、肺两经的末梢，活动按摩大脚趾，可舒肝健脾，增进食欲，对肝脾肿大也有辅助疗效。胆经经过第四趾，按摩此脚趾可防便秘、肋骨痛。

按照上述做法按摩3~5天之后，排出的尿液会看上去很浑浊，并且有浓烈的气味。之后，你就会感到全身轻松，精力充沛。

3.腿部穴位按摩

女性朋友看到别人穿着短裙，展露着修长的小腿，再看看自己结实粗壮的小腿肚，是不是沮丧不已？跟着我说的来做，你也可以拥有与她同样迷人的双腿。

(1) 腿部穴位分布

①风市穴：直立时，手臂自然下垂落在大腿外侧，中指指尖所指的位置。

②伏兔穴：大腿的前侧、外侧，从膝盖上线再向上1/3处。

③血海穴：在膝盖内侧上方三根手指的位置

④承山穴：伸小腿时，腿肚的肌肉出现交角处。

⑤三阴交穴：距脚踝上方四指的位置。

(2) 按摩方法

用拇指或食指垂直放在穴位上，轻轻按压5秒钟，然后停顿5秒钟，再按压5秒钟。按照上面的顺序依次按压。按压时一定要注意力度，太轻或者太重都不好。

刺激腿上的这些重要穴位，能够调整女性荷尔蒙的分泌，刺激局部血液循环，加强深层肌肉的运动，使腿部线条在穴位刺激后呈现出清晰的曲线美。只要每天都坚持腿部按摩，一个月后就会看到你的努力没有白费。

第七章

呼吸为药，盘活所有器官机能

呼吸，是最自然不过的事情，每一个活着的人都会。事实真是这样吗？不是！呼吸至为简单，但却至为重要，很多人因为不知道怎样服用呼吸这颗良药，所以身体虚弱，精神不佳，抵抗力差。那么，就从现在开始，练习正确的呼吸方法，找回失去的健康！

EXPAND

健肺养肺很重要

从现代医学的角度讲，肺的作用是气体交换，但在中医看来却不是这么简单，中医理论不会把某一器官孤零零拿出来，而是把人体看成一个统一的整体。肺的位置最高，是脏器中第一个与外界接触的成员，自然责任重大。"肺主气，司呼吸"，肺通过呼吸，把自然界的"精华之气"吸入人体内部，然后把浊气排出体外。肺这一吐故纳新的功能保证了身体维持生命活力所需要的营养。

肺不仅通着外界的气，还通着体内的气，我们将这种"气"称为宗气，宗气即体内水谷生成的精气。也就是我们常说的"气血"中的气，精气神的气。虽然我们看不到它，但它却对身体有着至关重要的影响。人体就是气液的循环，其中气是人体生命活力的主宰，液则是维持生命存在的物质基础。也就是说肺掌管着人体的全身之气。

除了主气之外，肺脏还有调理水道的作用。有些人面部干枯，缺少水分，是因为肺的布水功能受到了限制。还有些人容易水肿也是肺的通调水道功能减退的表现。要想解决这些问题，就要提升肺气，疏通肺经。当然有时候单纯的养肺并不能解决问题，毕竟肺不是在独立工作。根据五行相克的理论，肺五行属金，心属火，火克金，心脏功能不佳也会影响到肺的功能。因此，治病要从源头找起，不能仅仅头痛医头，脚痛医脚这么简单的治疗。

既然肺对身体健康如此重要，我们当然要好好保护它。健肺最主要的环节是保护肺气，不过，现实生活中很多女性却特别不注意这一点，穿衣只要风度不要温度，使得肺气受到了严重损伤。长期如此，必然会导致肺经气虚弱。针对这种情况，可以通过下面介绍的方法调理，达到健肺养肺的目的。

1.搓鼻法

将双手的拇指靠在一起相互摩擦，直至手指发热，随后将两手指放于鼻梁和鼻翼两侧，反复按摩20~30次。继续按摩位于鼻骨沟内、鼻翼外缘终点的迎香穴20~25次。每天搓鼻子2~3遍，也可以增强鼻子的抗寒能力，预防伤风感冒，治疗鼻塞不通。

2.深呼吸法

晚饭后一个小时左右，先到小区花园内慢走10分钟，然后找一处空旷的地方，练习深呼吸。站定，放松呼吸，两只脚向外分开，大约与肩同宽，将两手掌上下相叠，掌心向上，放在肚脐下3厘米处，两眼平视前方，全身放松，随后尽最大限度吸气，收腹。然后将气缓缓地吐出来，完全放松身体。继续吸气、呼气，如此重复多次，大约练习半个小时即可。

3.吐故纳新法

清早起床后，选择一块空气新鲜的空地。然后把嘴巴尽可能地张开，将身体里浑浊的气体全部吐出来。注意此时只呼不吸，持续3次，直到把体内的浊气排干净。然后用腹式呼吸的方法给身体补充充足的新鲜氧气。腹式呼吸法就是在呼吸的时候借助腹部肌肉的力量，吸气时，尽可能吸满，直到腹部鼓起，呼气也要尽可能的呼尽。这种方法不仅能够曾加肺活量而且还有抗寒和防感冒的功效。

4.按摩椎穴法

两手掌掌心相对，相互摩擦至胀热感，然后将两只手向后轮流搓大椎（大椎穴位于人体的颈部下端，第七颈椎棘突下凹陷处）。在天气较冷的季节可以每日早晨起床后搓大椎，出门之前将大椎搓热可以防寒，抗感冒。

5.捶背法

站姿，保持腰背自然直立，全身放松，双目微闭。两只手成握拳状，反手捶脊背中央及两侧，各捶3~5遍。捶背期间要闭气，不可以呼吸。捶背时先由下而上，再由上而下，沿背捶打。同时空口咬牙5~10次，将生成的津液缓缓吞下。这种方法有健肺养肺之功效，可以畅胸中之气，疏通脊背经脉，预防感冒。

6.搓颈法

坐姿，上半身保持端正，将头微微上仰，颈部伸直，用手沿喉部向下按摩，直到胸部。按摩时拇指与其他四指张开，使虎口对准喉部缓慢地向下按摩，可适当用力。每遍按摩20次，感冒或喉咙不适时可做，每次持续2~3遍。用这种方法可以利咽喉，止咳化痰。

呼吸不好毛病多

科技的发展、文明的进步，给我们带来了很多好吃的，好看的，好玩的。遗憾的是，这一切却要以健康为代价。林立的高楼在让人们的居住环境变得更加舒适的同时也让那些有益身体健康的绿地、森林不断减少。工业发展了，烟囱多了，尾气多了，清新的空气却越来越少了。随着环境的不断恶化，我们吸进去的不再是洁净的空气而是混杂着有害气体的毒气。更糟糕的是，我们还在人为地增加呼吸的难度。汽车里、办公室内、卧室中，随处可见的空调将我们关在了一个封闭的空间里。每日呼吸着污浊的空气，健康如何能保障？

前几日碰到一个同学，说她最近常常烦躁不安，情绪不稳定，头晕头痛，做过检查后也没有发现异常，不知道问题究竟出在哪里。我们聊了一会儿，她约我一起到她家吃个便饭。上车后，我刚想摇开车窗，她忙制止我，说外面尘土太大，空气也不好。到了她家，进门一看，里面漆黑。我问她为什么不拉开窗帘。她说自己平时不喜欢开窗，白天也要拉着窗帘。我忽然间明白了她为什么总头痛了。我告诉她有办法治她的头痛病了。很简单，只要每天开窗通风，尽量不要开空调，车上、办公室内都是如此。她说担心外面的空气太脏。其实，如果长时间不通气，室内的空气比外面的要脏得多，并且里面氧气的含量也很稀少。正是因为她每天都生活在这样的封闭空间中，不能接触到外界流通的空气，导致大脑供氧不足，才出现情绪低落、烦躁、头痛的症状。虽然户外的空气也有污染，但空气的交换、绿色植物都可以降低污染，正所谓"流水不腐，户枢不蠹"。另外，我还建议她每日练习几次深呼吸，排排腹中的浊气。没过多久，她就打电话告诉我，效果很好，现在她的精神好了很多。

人体看似很奇妙，其实也很简单。只要你顺着它的意思来，把该做的做好，把该做对的事情都做对了，结果一定就是好的。如果看不到好的结果，很可能就是你违背了身体的意志。外界的大环境不是我们一个人的力量就可以解决的，但我们可以把自己管理好，尽可能地做对身体有利的事情，充分利用好身体给我们提供的药材。

呼吸是最好的"药材"

其实我们身边随手就能捡到很多治病的"药材"，只是因为太熟悉，反而更容易被忽视，比如说呼吸。我们每天都在呼吸，却已经习以为常，所以通常不会关注自己的呼吸，更不会想到它还能治病。

呼吸是全身养料供给的重要途径，呼吸停止了，人立刻就会死亡。细胞跟人一样，有了能量才能生存，而由呼吸带来的氧气就是其中一种最重要的能量。人体通过呼吸为自身提供能量，给器官和细胞提供养分，调节体内的循环，进而影响其他器官的功能。所以说，呼吸也是一种药材。养成正确呼吸的习惯，有助于生病的身体恢复健康。因为有了营养，细胞的生命力和战斗力就会增强，身体的抵抗力也会相应提高。下面就给大家讲一讲哪些疾病可以用呼吸来进行辅助治疗。

1.用呼吸治疗身体疲劳

当身体感到疲倦的时候，可以用深呼吸方法消除疲劳，恢复精力。身体疲劳通常是因为大脑供氧不足，此时可以通过深呼吸给身体补充氧气，缓解疲劳。方法如下：将双手交叉放在小腹前，手掌向上，然后尽力吸气到最大程度，同时双手缓缓上举至下颚。然后，手掌转动朝下，交叉的双手慢慢下放，同时用唇尖呼气，牙齿咬下唇发"f"音，重复10次。

2.用呼吸辅助治疗头痛

大脑氧气供应不足还会引起头痛。所以也可以用深呼吸的办法治疗头痛。吸气的同时双肩向上抬起，然后缓缓呼气，双肩自然下垂。也可以采用双唇闭合法：呼气时双唇轻轻闭合，通过克服嘴唇的阻力吹出空气，连续做10次。

3.用呼吸辅助治疗便秘

有的女性被便秘困扰，常常吃各种润肠药，却往往治标不治本。这里告诉你一个简单易行并且很有效的办法，就是利用呼吸治疗便秘。这种方法安全方便，并且没有任何副作用。呼气时仰卧、屈膝将臀部和腹部举起5秒钟，在缓慢放下的同时进行吸气，反复做10次。这样做有利于肠胃蠕动，还可以缓解精神压力，调整内分泌。患有此症的朋友不妨一试。

4.用呼吸辅助治疗胃病

胃痛也是常见的一类慢性疾病，通常除了吃药和调理几乎没有什么更好的办法对付它。再遇到胃痛的时候，你可以按照下面的方法来做，它可以帮你缓解痛苦。躺在床上，身体仰卧，腿蜷曲。然后用手臂尽量把膝盖抱紧向身体方向拉紧，感觉自己就像一只小刺猬一样。在做这些动作的同时深吸气。然后缓缓呼气，同时伸开双臂和双腿，身体自然放松，连续做10次。

5.用呼吸辅助治疗痛经

痛经也是非常普遍的女性疾病。痛经多是因为荷尔蒙调节失常引起的。痛经时，采用下面这种呼吸方法，可以减轻疼痛。身体平躺在床上，深深吸气，同时屈膝，此时，你能感到一股热流贯入背部、腹部、腿部和脚。然后，缓缓呼气，疼痛感就会减轻。每次约做两分钟。这里格外要提醒女性注意的是，痛经的时候千万不要随便吃止痛药，那样做非但不能治病反而还会让病情更加严重，甚至还会影响到正常的生育，总不能为一时的疗效遗憾一生。下次痛经的时候不妨试一下这个方法，呼吸时应排除杂念，放松身心。这种通过一定的呼吸技巧来控制疼痛的方法，在临床中也有应用。很多孕妇也已经开始学习这种特别的呼吸方法，用来帮助减轻分娩时的痛苦。

6.用呼吸减少吸烟带来的危害

很多人喜欢抽烟，是因为抽烟可以让人感到放松，通常我们只认为这是香烟中的尼古丁起到的作用，其实不完全这样。抽烟时，一定会深呼吸，其实是这种深呼吸让吸烟者的肌肉放松，带来精神上的愉悦。但同时，香烟中的毒素也会伴随着深呼吸进入到肺部，对肺造成很大的损害。因此当你在感到心情不爽的时候不如试试用深呼吸代替吸烟，很快你会发现其实效果是一样的。

以上就是呼吸的神奇功效。它不仅能够治病、镇痛、舒缓压力和紧张情绪，还可以美容养颜。

忘记呼吸的代价

忘记呼吸？看到这个名字或许你就会觉得好笑，从降生的那一刻起，谁不是在本能地呼吸，怎么会忘记？的确，呼吸是人体的一种本能，是一个完全自然的过程，可是现实生活中却有许多人正在逐渐失去这项本能。

正因为呼吸就像我们吃饭的时候要拿筷子一样自然，所以，我们常常会忽略它的存在。也正是因为我们觉得自己的呼吸没有问题，或者从来没有意识到呼吸会有问题，所以，一直以来我们都忘记了关注这项事关生死的"工程"。很多人能随口说出自己的脉搏频率，却很少有人知道自己每分钟呼吸多少次，更没有人注意到自己是否经常忘记呼吸，更不会在意呼吸方法是否正确。那么，哪些人的呼吸更容易出现问题呢？

1.办公室一族

办公室一族几乎都坐在空调办公室内，平时除了走出办公室到车上，或者走出家门到车上的这段时间之外，不再有其他运动的时候。长此以往，他们的横膈膜和胸肌就会变得非常虚弱了，这样，呼吸就只能停留在浅表的层次上，再也无法正确地呼吸了。

2.做事过于认真的人

仔细观察那些总是专注地看书、打字、工作或者玩游戏的人，你会发现几乎看不到他们胸脯的起伏，因为他们此时进行的只是浅表呼吸，呼吸的频率很低，幅度很轻。通常做事情很认真的人会比其他人更容易疲劳，这并不只是因为他们更用脑，还有一个重要的原因是他们经常忘记呼吸，从而导致大脑供氧不足，所以疲劳的情况会更加明显。如果长期意识不到这一点，身体就会出现很多不适症状，如胸闷、头疼等，如果得不到及时纠正，这些毛病会一直伴随着他们。

3.经常容易生气的人

当遇到一件令你很生气的事情，在异常愤怒的情况下可能没有意识到，此时你是没有呼吸的，你的气都憋着。老百姓常说"气炸了肺"就是这个意思，气憋在肺部得不到释放。所以，经常生气的人，容易气短，还会得各种疾病。

4.经常忧思的人

经常忧愁思虑的人也容易忘记呼吸。在思考问题的时候，你会发现，基本上感觉不到自己的呼吸，此时的呼吸也是非常轻浅和低频率的。另外，在伤心、惊奇和受到惊吓的时候也会忘记呼吸。

从上述情况不难看出，原来我们大部分时间都是在无意中忘记了呼吸。因为上面说的这些情况几乎占据了我们生命的绝大部分时间。可以这么说，如果不是有意识地去纠正呼吸，几乎每一个人都习惯于浅表呼吸。这样吸入的氧气量就很少，供氧不足，细胞每天都吃不饱，长期处于半饥饿状态，营养不良，怎么会有体力来工作呢？

没有好好呼吸和忘记呼吸，这是身体缺氧的一个重要原因。这个习惯很糟糕，只要我们稍微注意一下，有意识地练习呼吸，就可以改掉这个坏习惯。

呼吸是门技术活，你做得好吗？

生与死的差别就在于一呼一吸之间。一个人几天不吃东西，一两天不喝水，仍然可以维持生命，但是，没有一个人可以几分钟不呼吸却还能存活。由此可见呼吸是维持生命所必需的。这个道理谁都懂，但是很少有人注意自己的呼吸方法。经临床研究发现，采用正确的呼吸方法对健康和治疗疾病是非常有益的。

1.正确呼吸的好处

（1）滋养身体各器官

因为氧气是运输营养成分的交通工具，它可以帮助人体把吃进去的营养物质运送到全身各处。不然，即使吃了天底下最好吃的食物，最有营养价值的补品，最昂贵的维生素，若没有运送到细胞组织被身体吸收，它们也是一堆没有用的垃圾。认真地呼吸，其实就相当于吃进了补品，吃进了疗效很好的良药。

（2）让人精力充沛

如果对着火吹一口气，火会烧得更旺。从化学的角度解释，是因为氧气有助燃的作用。同样的事情也会在身体里发生，当细胞工作的时候，会燃烧体内的能量。氧气可以推动能量燃烧，细胞活跃，人自然就会感到精力充沛了。

（3）活化淋巴系统

淋巴是免疫系统最重要的成员之一，它可以保护我们的身体，不受细菌和病邪的侵害。有两种方式能够活化淋巴系统——运动和呼吸。呼吸可以推动淋巴的排泄，快速排出体内的死亡细胞、血蛋白和其他有毒物质。如果这些毒素积攒在体内排不出去，身体内环境就会遭到破坏，将有很多细菌繁殖起来，就像家里的垃圾没有及时倾倒会滋生蟑螂或招来老鼠一样。

下面就为大家介绍几种正确呼吸的小方法。

1.伸伸懒腰，打打呵欠

在给朋友保健建议的时候，我经常会让他们多伸伸懒腰，打打呵欠。通常我们在伸懒腰、打呵欠的时候会感到全身很放松，非常舒服。因为在做这两个动作的时候，我们已经在无意识地做了几次深呼吸，正是深呼吸让身体全面放松了下来。所以，即便没有感觉到疲惫，也可以做做这两个动作，并且最好是将两个结合在一起来做，达到完全放松的效果。具体的做法是伸懒腰时，伴随着向上伸展的动作开始缓慢地、长长地吸气，然后停顿3秒钟，再慢慢地将上升的手臂放下来，顺势弯腰，同时缓缓吐气。每次可以反复做两三遍，有利于保持头脑清醒。人为地有意识地多打几个呵欠，张张嘴，将废气呼出去，效果也不错，可以很快缓解身体缺氧的状态。如果有时间，还可以学习一下瑜伽，瑜伽中的腹式呼吸方法很值得借鉴。

2.短吸长呼

曾经有研究者把摄影机放入人的体内，分析哪种呼吸最有利于促进淋巴和血液循环，结果发现，最能活化身体呼吸的方法是这样的：用一拍的时间吸气，停留四拍，然后用两拍的时间往外吐气。也就是说，如果你花4秒钟吸气，就要憋住这口气16秒，然后再花8秒钟的时间将它吐出来。刚开始做时可能吸不了很长时间，也不能憋太久，那就不要太勉强。先从两三秒吸气开始练习，慢慢增加，想象你的身体里有一个巨大的吸气空洞，把外界的氧气统统吸入身体里。用这种比率每天做10次左右，你会感觉身体很舒服。

可能有人要问，为什么呼气的时间要比吸气的时间长？因为在呼气的时候，淋巴正在排毒，呼气的时间越长，越能把毒素清除干净。那为什么又要停留4倍的时间憋气呢？这是为了让氧气充分接触血液和淋巴，将血液和淋巴完全活化。

最初做这个运动的时候，一般人都会觉得很吃力，尤其是那些习惯于浅表呼吸的人。如果经常练习，慢慢就会形成习惯，习惯成自然，正确的横膈肌呼吸方式也就成为一种本能的行为了。只要持之以恒，不出10天，你的精神一定会大为改观，你将感觉到自己像换了一个人一样，全身上下都充满着力量。

3.多用鼻子呼吸

需要注意的是，练习呼吸运动时，一定要用鼻子呼吸，并且要到可以吸到新鲜空气的地方，有条件最好去树木较多的公园，没条件的可以在自家阳台或窗口处练习。早上和晚上坚持做，效果会更好。最好每天练习30分钟以上，如果条件有限，无法一次性完成，也可以在一天中任何时段分散做完。

让呼吸变得更顺畅

身体的其他器官都过着隐居的生活，唯有呼吸器官不同，它不得不经受俗世生活的干扰。为了完成自身的任务，它随时都要暴露在危险的环境中。每一次呼吸，都会有许多有害物质，例如空气中的灰尘、有毒气体、病菌等趁机溜进来，稍不留意，呼吸器官就可能遭到这些"恐怖分子"的袭击。

大多数情况下，鼻孔、气管以及支气管内的纤毛和黏液组织可以清除掉偷偷溜进来的破坏分子。但如果个体的免疫能力低下，呼吸系统的防卫战士在歼敌过程中就会显得力不从心。因此需要强化呼吸肌，并通过有规律的饮食和锻炼，来预防呼吸系统功能的疾病，以延长它们的使用寿命。

1.用鼻呼吸

鼻腔内的暖湿环境可以中和外界冰冷或干燥的空气，防止寒邪侵体。鼻毛可以过滤空气中的微尘和细菌，防止呼吸道和肺部感染。所以，我们要改掉用口呼吸的不良习惯，改用鼻子呼吸。

2.补充维生素

大量研究发现，维生素对呼吸系统的健康大有益处，尤其是维生素C、维生素E以及胡萝卜素。其中维生素E是细胞呼吸的必需促进因子，可保护肺组织免受空气污染。维生素E和胡萝卜素还可以增加血液内的抗氧化剂，这些抗氧化剂可以抑制身体内的自由基，增强肺部功能，从而降低肺功能衰弱而引起的诸多疾病。能起到这种作用的胡萝卜素在橙子中就能找到。像麦胚芽、豆类、菠菜、蛋、甘蓝菜这些果蔬中，都含有丰富的维生素E。

3.戒烟

虽然知道吸烟有害，但是仍有人一边享受一边呻吟。尽管如此，我还是要强调戒烟是对肺部健康最为有利的一件事情。因为香烟中的尼古丁是一种有毒物质，不仅会使阻挡细菌的纤毛变得毫无作用，还是肺癌的推手。

4.远离污浊空气

空气变得越来越坏，但我们不可能不呼吸，不出家门。所以，我们必须通过一些努力，将伤害降到最低。例如，在早上的时候开窗通通气，多去野外或者树木多的地方活动。如果你所处的环境污染特别严重，那就不要选择在黄昏的时候锻炼，而应在日出的清晨，此时空气较为清新。如果在污染较大，粉尘较多的环境下工作，一定要戴上口罩。最需要注意的是，如果你不吸烟，一定要避开吸烟者。因为与直接吸烟相比，间接吸烟患癌症的机率会更大，主动吸烟和被动吸烟是两个完全不同的化学加工过程。

5.运动锻炼

除了腹式呼吸之外，还可以通过锻炼膈肌来增强呼吸功能。人体正常呼吸需要借助于膈肌的运动来完成，因此，一个健康的，富有韧性的膈肌是健康所必需的。膈肌强健不仅有利于呼吸，当它向下挤压时，还可以帮助排便。推举哑铃是锻炼膈肌的一个很好的运动。身体仰卧在地板上，双手握住哑铃放在头顶，吸气，然后把哑铃提拉到头的正上方，伸直手臂，同时呼气，可以重复做几次，到做不动为止。

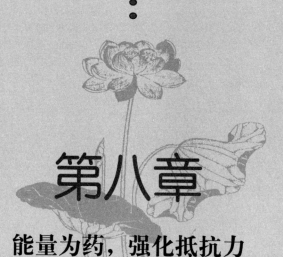

第八章

能量为药，强化抵抗力

如果身体内有个健康小宇宙，那么体内的能量就是开启这个小宇宙的钥匙。这把钥匙的做工非常精细，它由几百种上千种物质组成，共分成七大类。缺少了哪一种或者哪一种过量，身体小宇宙的能量都无法完全发挥出来。因此，这把钥匙直接关系到身体的健康和疾病的康复，配好了这把钥匙，就相当于打开了健康的大门。

EXPAND

没有能量的身体会越来越弱

人类的活动需要持续不断的能量供应。能量不足便会导致器官无法正常运转，就像发动机需要油一样，人体所需要的各种营养素就是维持人体正常运转的燃料。若终止了营养的供应，生命也将难以维持。

生命活动需要的绝大部分能量来自于食物中的营养素。人体所需要的营养素，按照化学性质，可以分为水、蛋白质、脂类、碳水化合物、维生素、膳食纤维和矿物质（包括常量元素和微量元素）七大类。这只是大类，还有很多小类，不能一一尽数，总之身体需要的营养素很多很庞杂。但大自然并没有把我们所需要的营养物质都安排在一种食物中，而是将它们零零散散地分散到各种食物中，这就需要我们认真耐心地对待"吃饭"问题。人们常说"吃饭天地大"，这话一点都不夸张，要拥有一个健康的身体真不是件简单的事情。

那么，是不是我们必须熟知每种食物中含有多少维生素、多少矿物质，然后精准地计算出人体需要多少，我们要吃进去多少呢？答案当然是否定的。其实，我们只需要有一个大体的概念，哪些营养素需要多点，哪些需要的少点，应该坚持什么样的健康饮食原则就可以了。但是，有一个总体的原则不能忘，那就是饮食平衡。因为我们需要的营养素不会存在于单一的食物中，所以，要讲究食物的搭配，做到均衡营养。那么，人体每天对这些营养素的需求到底是怎样的呢？下面就给大家详细介绍一下。

1.水

水是生命的摇篮，是最廉价也是身体最需要的营养素。人体需要的水量，根据每千克体重计算，年龄越小，需要的水越多。婴儿每千克体重需要水110毫升，也就是说10斤的婴儿每天需要喝550毫升的

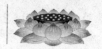

水。成年人相对减少，健康成人每天的需水量大约为2500毫升。人体所需要的水，其中一部分是通过食物获取的，另外一部分要通过喝水补足，每天大约四杯水。但是通常我们需要得比这个多，因为我们不可能一点都不活动，尤其是夏天出汗多的时候，需水量也要增加。肥胖的人需水量要比正常人大。每天四杯水只是一个参考值，具体情况还要看个人的体重、运动量以及环境状况。

2.蛋白质

蛋白质对健康也很重要，因为人体所有的细胞都是由蛋白质组成的。人体在不同的阶段对蛋白质的需求量也不同。在发育阶段的孩子要多注意补充蛋白质，以保障氨基酸的足量供应，促进新组织的生长。人体每天都要摄入一定量的蛋白质，它们在肠道内被分解成氨基酸，通过血液输送到全身，合成人体所需要的蛋白质。蛋白质是由20多种氨基酸组成的，其中有8种身体不能合成，必须从食物中获得。在瘦肉，奶制品、蛋以及大豆制品中的蛋白质中含有这8种氨基酸，并且种类齐全，数量充足，比例合适，是蛋白质中最好的一种。另外，粳米、大麦、玉米等中都含有蛋白质，但是质量较差。相比较而言，动物蛋白所含氨基酸的数量和比例，更适合人体需要。

3.脂肪

脂肪是身体热能的主要来源，没有具体的标准说人体要摄取多少油脂。现在生活水平提高了，大鱼大肉不再是什么稀罕物，一吃就容易过量。所以保健专家都在呼吁多吃青菜，少吃肉。其实，少吃也要有个度，过犹不及，太多和太少都不好，最好就是适量，别吃出脂肪肝、肥胖症就好。

4.维生素

维生素对身体的免疫力有重要的作用，缺少了必要的维生素就会导致代谢紊乱。时下，补充维生素成了最时尚最流行的话题。甭管什么保健品，一定要拿着维生素说事。实际上，最好的维生素并不存在于那些形形色色的药丸中，而是在天然的食物中。维生素补充多了也会有害，只要平时在饮食中注意多吃水果和蔬菜，一般人不需要特别补充维生素。

5.碳水化合物

我们经常听到碳水化合物这个词，很多人不知道它到底是什么东西。其实碳水化合物是身体需要的一类有机物的总称，葡萄糖、蔗糖、淀粉、纤维素等都是碳水化合物，其中葡萄糖最重要。它是身体的热能来源。碳水化合物的摄入量不足，会导致低血糖。摄取过量，就会转化成脂肪储存在体内，造成肥胖，使患高血脂和高血压疾病的可能性增大。因此，碳水化合物的摄入一样要坚持适量的原则。碳水化合物主要来源于谷物、糖类和坚果中。

6.膳食纤维

膳食纤维以前叫"粗纤维"，曾经一度含冤遭受冷遇。膳食纤维是身体不能消化和吸收的食物残渣，所以被认为是对人体没有用的东西，甚至还被误认为会影响营养素的吸收。直到近年来，营养学家才发现，原来粗纤维并非一无是处，它们与人体的健康有着密切的关系，尤其是在预防冠心病、糖尿病、结肠癌和便秘等方面起着重要作用。这时，人们认识到再给它扣上"大老粗"的帽子有些不妥，于是为其翻案，改称为膳食纤维。膳食纤维主要来自于植物的细胞壁，经过精细加工之后，食物表皮的膳食纤维也几乎被处理没了，所以现在我们提倡吃粗粮。

7.矿物质

矿物质和维生素一样也是身体必需的元素，并且人体无法自身合成。人体内的矿物质有50多种，根据含量的不同可以分为常量元素和微量元素。其中钙、镁、钾、钠、磷、硫、氯含量较多，称为常量元素，其他如铁、铜、碘、锌、锰、钴等，含量极少，称为微量元素。矿物质是机体生长发育以及各种生理功能的重要元素。在这些矿物质中最容易缺乏的是钙。钙是构成骨骼的基本成分，骨骼的老化和代谢使得钙的使用频率较高。所以平时多摄取一些含钙高的食物是有好处的，例如豆制品和奶制品。

重新认识食物的力量

被称为医学之父的希波克拉底说："你的食物就是你的医药；不适当的食物引起疾病，恰当的食物可以治病。"他明确地告诉了我们食物的力量，食物是拯救我们的天使，也是破坏健康的魔鬼，而让它担当什么角色，完全取决于我们自己。

在生活中我们也能够发现，食物不但可以提供身体所必需的营养素，维持生命的正常活动，还可以改变我们的身体状况、记忆力和皮肤条件。食物有如此大的威力，并不奇怪。这是因为在我们的身体里有无数个肉眼看不到的细胞，它们成群地排列在一起，组成了拥有各种生理功能的器官，各种器官联系起来组成各个系统，不同的系统又组成了不同的个体。也就是说细胞是构成身体的最小单位，我们身体质量的好坏从根本上取决于细胞的质量。而组成细胞的成分大都来源于食物，没有食物供给营养，细胞就会被饿死，营养供给不全（缺乏某种微量元素），细胞就会有缺陷，那么由它构成的人体也不可能健康。这就像一座建筑一样，它的质量取决于每一块砖瓦，如果这些基本材料的质量不好，大厦就很容易坍塌。

当然除了食物以外，遗传基因也是影响细胞质量好坏的一个重要因素。如果父母的健康状况欠佳，将某种有缺陷的细胞遗传到了你这里，那么你从降生的那一刻起就要带着这种缺陷生活。很多人认为遗传因素是不可改变的，但是从食物提供细胞营养素的角度来考虑，这种改变并不是一点可能性都没有。只要我们给有缺陷的细胞补足了它需要的东西，它就有可能健康起来。

很多被医院宣判了"死刑"或者"死缓"的病人，最后却通过改善饮食结构和生活方式，奇迹般地康复了，这让我们更增加了对食物的信心。通过食物的干预来改变细胞的活性和参与人体生命活动的状况，是改善身体条件的最好也是最根本的途径。医生在身体康复的过程中只能起到协助作用，真正让身体康复起来的还是身体自己。当健康出现问题的时候，最终还是要靠食物提供的营养素来生成新的细胞，取代那些死亡的和有病的细胞，提升细胞的活力和免疫细胞的战斗力。食物中的各种化学元素也是维护体内平衡的关键，也就是说食物还创造了一个有利的战场环境。从总体上看，食物兼具了医生和护士的功能，它既能治病又能防病还能护理身体。

由此可见，我们每天吃进去的不仅仅是米、面、鱼、肉、水果、蔬菜这些具体的物质，还是健康或者疾病，可以说我们吃进去的每一口都关系着身体的健康状况。

食物对人体的作用通常较慢，如果你的饮食中缺乏一种或者几种维生素，可能在若干年后身体才会出现不适的症状。身体是智能的，它留给我们充分的时间去修正自己的过失，如果我们一错再错，它就只好发点脾气，警告我们一下。同理，食物的治疗作用也是慢慢发挥出来的，是一个日积月累的过程，不会是一吃下去就立马见效。食物要经过消化和代谢才能进入到血液，并需要很长一段时间才能够替换掉所有旧的、死的、坏掉的细胞，生成新的组织，这势必是一场持久战，所以，我们要对病后的康复有足够的信心。

可见食物的力量是无穷的，吃对了，就能获得健康，吃错了，疾病就会找上门来。

别把身体变成垃圾桶

俗话说，人不可貌相。其实食物也是一样，很多食物，因为味道不错，成了零食的首选。在我们毫不犹豫地将它放到嘴里的时候，根本不会去想这些食物是不是垃圾食品，对身体有没有伤害。还有一些食物，更是防不胜防，因为我们对它太熟悉了，所以我们根深蒂固地认为它们都是好东西。事实上，有些食物是戴着面具的垃圾食品。下面我们就来带大家认识一下这些伪装得很巧妙的"垃圾食品"。

1.精细米面、食用油

这样说一定会遭到许多人的反对：没有米面我们还怎样生活？没有油饭菜还有什么味道？长久以来，绝大多数人都是在靠这些食物生存，而且一直以来，好像也没出现过什么问题。为什么现在却把它们列为"垃圾食品"了呢？

这种认定并非空穴来风，过去的人们体力劳动相对较多，粮食也没有经过精细的加工，尤其是食用油的用量很少，所以他们不会得脂肪肝、糖尿病等富贵病。随着生活水平的提高，我们再也不需要算计着油盐过日子，吃的大米越磨越精，面越磨越细，油越放越多，但活动量却越来越少。这些高脂肪，高热量的东西进入到人体后，人体并不能完全代谢，多余的热量就会转化成脂肪储存起来。存积在血管和血管壁中的脂肪就会阻碍血液的流通，排挤正常的细胞空间，这就是心脑血管疾病的成因。同样，如果摄取了过量的动物性蛋白质，尤其是肉类，就需要大量的酶来分解，如果身体内的维生素B族不足，消化这些东西就会发生障碍，血液中的尿酸值就会升高，引发痛风、心脏病和肾病等。

2.速冻类食品、火腿罐头以及各种果脯

还有一类垃圾食物，它们就像披着羊皮的狼，因为隐蔽性很好，

所以很难被人们察觉。大家都知道，食物放久了，就会生成一些对身体不好的物质，我们通常都会把它们当垃圾扔掉。但是，如果商家把它们改头换面，变成另外一种形式，我们就很难辨认出来，例如速冻的水饺，变成了火腿的鸡肉、猪肉，腌渍了的鸡蛋、蔬菜，还有变成果脯的各种水果。在我们美滋滋地享受着便捷和美味的时候，却忘记了思考它们在变成包装精美的食物之前，到底在储藏室中放了多久，整个加工的过程又是怎样。你可能觉得他们看起来还不错，吃起来也还算鲜美，便认为他们对健康没什么害处，却不知道这恰恰是防腐技术的功劳。自然界中的各种微生物具有很强的分解能力，通常食物在三两天内就会坏掉，但是添加了防腐剂就不同了，微生物对它们已经毫无办法。连细菌微生物都制服不了的东西，我们的身体就更不可能消化得了。虽然很多食品上都会表明"不含防腐剂"，如果你愿意相信他们的话，除非亲眼见证过加工的过程。

3.各种街边烧烤、卤串小吃

每个傍晚，下班回家的时候，随便一个地铁站或者天桥下等，人流量大的地方，都会看到一堆堆吃"小吃"的人，这些小吃五花八门，有鸡蛋灌饼、压串、炸串、烫串、烤肠、臭豆腐等，很多路过的人都要掏钱吃上几串。一串串油滋滋，热乎乎的看起来很美味，却不知里面也埋藏着健康隐患。且不说煎炸食品本身就会产生大量的有害物质，单说那些烧烤材料，首先是他们烧烤用的油，你亲眼看到倒进去的是家用的食用油，那可能只不过是个包装而已。将两块钱一斤的地沟油，装进名牌食用油的桶里，即使你有火眼金睛恐怕也辨别不出来。还有那些辣椒粉，如果将它浸泡在水中，你就会知道里面掺了多少色素。所以，我们很可能在不知不觉中已经把癌症吃进了肚子里。

看到了上面提到的这些食品，很多人一定会感到很吃惊：原来我们在不知不觉中已经把这么多的毒素都吃到了肚子里。

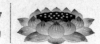

可怕的是，当这些毒素以各种形式进入到我们的身体内的时候，我们却浑然无知。因为它们通常不会即刻发作，一次两次没什么感觉，可是日积月累，几十、几百种毒素进入人体的时候，我们就能深刻地体会到它的害处了。可即使在这个时候，我们也仍然不知道那个罪魁祸首是谁，因为身体被伤害的次数实在太多了。对于很多缺乏健康知识的人来说，他们如同裸体迎接这些毒物子弹，丝毫没有防御意识，很容易就被炸得遍体鳞伤。

在你的饭碗中加点料

请问你吃了多久白米饭和白面馒头了？这不是关心你的经济条件，而是一个关系到你和你的家庭的健康状况的问题。如果你看了上面那一节文字，一定会对精细米面产生了一丝恐惧，进而会产生换一换主食的想法。

如今，有一些营养学家提倡用果蔬代替主食，不过，无论从心理上还是生理上，这个办法都是很难行得通的。而且，换个角度来说，让我们的身体出现问题的并不是这些主食本身，而是我们食用它们的方式：是我们把粗粮加工成了细粮，是我们无节制地进食脂肪和蛋白质。因此，粮食我们还是要吃的，但要正确地吃。在这里我们就给大家介绍一种切实可行的小方法，这种方法既可以让你继续享用精细米面，也会保障你的健康，那就是在你的饭碗里加点富含膳食纤维的食物。

1.加点粗粮

首先加点粗糙的原料。像黑米、荞麦和糙米中含有丰富的膳食纤维，可以帮助肠胃消化，预防疾病。就拿黑米来说，早在《本草纲目》中就记述了黑米的药用价值："有滋阴补肾、健脾暖肝、明目活血的功效"，对头晕、贫血、白发等都有很好的疗效，素来被称为

"药米""长寿米"。糙米的营养价值比一般白米高，并且蛋白质中含有8种必需氨基酸，还有很多维生素和锌、铁等微量元素。细中带粗，是一个必须坚持的饮食原则。

2.加点豆类

还可以加点豆类。在心情很糟糕的时候，多吃点大豆蛋白，有助于平复情绪。并且大豆蛋白还可以保证大脑的营养供应，是提高记忆力的好办法。像红豆、黄豆和豌豆中都有丰富的维生素和矿物质。吃豆类食品还有一个好处，它能提高饱腹感，所以摄取很少量就可以获得足够的蛋白质和营养成分，并且可以保证不会吃多。

3.加点胶状食物

加点胶状食物，例如燕麦和大麦。它们能补充很多营养成分，其中仅大麦一项就可以提供人体所需要的17种微量元素，还有19种以上的氨基酸，以及其他维生素和不饱和酸。

4.加点蔬菜

还可以加点蔬菜。蒸米饭的时候可以放些耐煮的菜，例如蘑菇丁、笋丁、土豆丁等，煮粥则可以加入一些绿叶蔬菜，不仅味道可口，还能把蔬菜中的维生素都浸到粥里面，减少了烹饪时候的损失，的确是一种不错的选择。

另外，记得在加入豆类、黑米、燕麦等粮食的时候要提前浸泡一晚，然后用高压锅煮熟，再加入到要蒸的米里面。当我们在米里面加了这么多东西的时候，就再也不用担心热量超标了，也不必担心身体还会缺乏维生素和微量元素了。

营养品真的有营养吗

如今在电视和报纸上，随处可见营养品的广告，"送礼就送××"，吃保健品成了一种风尚。本着对健康负责的精神，有些事实我们必须得搞清楚：市场上不乏这样的保健品和药品厂商，他们为了扩大销量，会故意夸大人体缺乏某种微量元素的害处。一些家长看到"孩子记忆力不好，学习成绩差，是缺XX"这样的广告时，很容易一下子就钻进了商家设的套里。

不可否认，人体缺乏一定量的维生素和微量元素的确会对身体造成一定的影响，但是正常情况下，只要膳食均衡一般不会出现这种情况。而且，几乎所有人都会偶尔出现这样或那样的小毛病，如果每一次都要对号入座，一种症状可以对应出很多种疾病，岂不是要把所有相关的药品、保健品都去吃一遍？

为了更清楚保健品的真实面貌，我们有必要了解一下身体的工作原理：身体对微量元素的吸收只能是在天然的食物中获取，因为这些食物不是进入到人体内就立即被吸收利用的，而是要有一个消化吸收的过程，这个过程中会发生很多理化反应。然而，人工合成的维生素在化学成分上虽然与天然维生素没有多大的区别，却并不具备被身体吸收的条件。这是因为人工营养素的制造过程是先在实验室分离出与天然营养素相似的化学分子，然后加以人工合成。在这个过程中会加入焦炭、人工色素、糖分、淀粉、防腐剂以及其他五花八门的添加剂。有些医药公司试图复制人体必需的元素，并且对外宣称它们与天然的营养素一样好，事实上，这是不可能的。

那些热衷于吃营养品的人们，恐怕不会想到他们花了很多金钱，吃进去的东西却并不会如他们所希望的那样对身体起到好的作用。

另外，即使是那些标志着"纯天然"字样的营养品也未必是从天然食物中提取出来的。天然的营养素不会独立存在，我们用肉眼也无法观察到，它们通常是聚合成复杂的分子，只有经过一系列化学手段才能检测到它存在于某类食物中。而只有天然的营养素才能够被身体吸收利用。打个比方，菠菜中含有铁，我们一定会选择多吃菠菜补充铁，而不会去啃铁锅。

因此，舍弃食物中含有的各种天然营养素不吃，而去选择医药公司制造的各种保健品，这是不明智的做法。有些人吃了过量钙片和维生素E，身体出现了异常，有的医生会告诉他们是补充过量。事实真的是补充过量了吗？你的身体真的接受了你的馈赠了吗？当然不是，而是身体根本不能吸收这些东西，经过分解之后，身体很快就能辨别出这不是它需要的东西，就会将其扔到一边。在我们眼中昂贵的"保健品"，在身体那里不过是一堆没有用的垃圾，一文不值。这样的保健品非但不能保健，反而加重了身体的代谢负荷。花钱不讨好，怪谁？

能量不恰当就会生病

生病说到底就是细胞出了问题。细胞为什么会出问题，一方面是来自外界的破坏，另一方面是细胞本身的材料不好。如果是外界的破坏其实很好处理，因为身体本身就有一套很好的防御机制，只要免疫细胞健康，这些小破坏根本不是问题，关键在于细胞本身是不是健康的。如果，细胞本身存在问题，那么由这些细胞组成的器官就会是不健康的。例如，肺上的畸形细胞或者坏细胞多了，人的呼吸功能就会降低，呼吸功能降低，吸入的氧气不足又会影响到血液循环，进而影响到周身的每一个器官。所以，要想保证健康，就一定要保证制造细胞的材料充足而有品质，这样才能拥有一个健康的身体。

由此可见，疾病的产生都是由于营养不良引起的。营养不良有三种情况：

1.提供的材料不足，细胞要忍饥受饿

营养不足或者营养失衡会直接影响到身体的代谢。原料不足，新的细胞就无法生成，而旧的细胞依然会持续死亡，这样死亡的细胞比

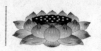

新生成的细胞多，人体就会生病，我们称这种情况为代谢失调。通常这种现象在最开始的时候不会显示出明显的疾病征兆，只是容易感到疲劳，吃不下饭，睡不好觉，并且不能很好地控制自己的情绪。如果这种情况没有及时改善和调整，慢慢就会出现更加明显的症状，诸如器质性的变化，此时真正的疾病就出现了。

2.提供的材料过多，细胞营养过剩

过剩的营养摄取是富贵病的主要成因。这里的过剩只是相对于人体的消耗和其他的营养素摄入量而言的，只是单一营养素的过剩。在所有营养素中，碳水化合物和脂类是最容易过剩的两类，它们"培养"出一批批胖子，也制造出很多新型的疾病。很多人通过控制饮食来减少这两类营养素的摄入，实际上，控制饮食并不是最好的解决途径，只有让消耗和吸收成正比，身体才能恢复到最初的健康状态。少吃高脂、高热量的食物，加大运动量，身体就会慢慢恢复到最初的平衡状态。这是一个漫长的过程，在这个过程中，身体要经过胖、瘦、胖、瘦几次调整，才能实现平衡，没有耐心是绝对不行的。细胞吃不完，这些吸收不了的东西便会堆积在身体里，对身体有害无益。

3.提供的材料不均衡

第三种情况是供给不均衡，多的太多、少的太少。就像盖一间房子一样，假设需要钢筋100根，水泥5吨，玻璃20块，工人15个，而你却提供了200根钢筋，4吨水泥，10块玻璃，没有配工人，那么这个房子无论如何也建造不起来。

提供的材料过少过多都会出现问题，而如果时多时少，自然问题会更严重。

总之，错误的饮食方式，单调的饮食搭配，不良的饮食习惯都是让我们生病的原因。有研究者说，人类吃进去的食物只有1/3是在维持自己的生命，另外的2/3实际上是在维持医生的生命。身为医生，

也必须承认这话不无道理，因为我们有很多病的确都是吃出来的。

八吃法补充营养

既然营养素失衡是生病的主要原因，那么，如何正确补充营养呢？

在各种营养保健书籍中，我们可以看到形形色色的答案，里面有各种各样的吃法，并且具体到了黄瓜切几刀，豆腐煮几分钟，盐几克，糖几勺。它们虽然看起来很精细，很有价值，但是对于绝大多数人是不实用的。就算你有工夫这么做，这些材料也要受到地域、季节和安全性的限制。何况每个人的体质不同，这样做究竟有多大价值也很难说得清。

另外，一些营养师也会给我们制定一份均衡的食谱，上面大多写着每种营养素要吃多少，从哪种食物中摄取，含量是多少，每餐吃几两。如果我们能够按照这份食谱仔细计划每一餐，摄足每一份微量元素，在很大程度上就可以保证均衡营养。但想法总是好的，只可惜现实不允许这样做。跟无法完全按照营养书的方法去做的原因一样，大多数人几乎每天都是随随便便吃两口饭，匆匆忙忙去上班，基本没有时间和精力在这份均衡食谱上多下工夫。

虽然营养学家所说的那种均衡饮食难以实现的。不过，我们可以在生活细节上稍加注意，有意识地将食物搭配得更加合理。比如，可以用水代替可乐，因为可乐喝多了会降低体内维生素C的含量，而水是身体必不可少的营养素；比如，可以少喝或者不喝酒，因为酒精会减少体内的维生素B，并对肝脏造成很大的伤害；再比如，不要挑食，要尽可能多地摄取不同的食物，吸收不同的营养。另外，还有一个保证营养素均衡的办法，就是广为流传的"八吃"法，依据这个原则可以很清楚地知道哪种食物吃了有好处，该怎样吃。

1.吃粗

前面已经讲过了，粗粮中含有更多的营养素，比精米细面要健康。多吃粗粮，可以防止糖尿病、老年斑和便秘等。蔬菜也应该大块大块地吃，切得太碎，容易破坏里面的营养成分。手撕、掰、整食都可。

2.吃生

一些能够生吃的蔬菜就不要炒、煎、炸，尽量保持维生素和矿物质不被破坏。多吃生伴菜，可以降血脂，也可以降低心脑血管疾病的发病率。吃凉菜的时候可以加点醋和蒜，以便杀菌解毒。

3.吃淡

盐是人体不可缺少的物质，里面有钾、镁和钙等无机盐。但是，如果摄入过多，就会对身体产生不良影响，尤其会加重心脏、血管和肾的负担。成人每天食用6克盐就可以了，北方人要改变口味过重的饮食习惯。

4.吃黑

黑色食物大多是食疗和补养的佳品。例如，黑米、黑芝麻、乌鸡、紫葡萄、海带、紫菜等。这些食物中含有丰富的蛋白质、维生素、矿物质，对于改善身体状况、预防疾病以及美容养颜都有很好的功效。

5.吃杂

尽可能地吃不同种类的食品，有粗有细、有荤有素、有干有稀。目的就是为了能从多种食品中获得各种营养素，保证营养均衡。

6.吃野

是指吃各种野味食品，包括野菜、野果等。例如，野百合、野山枣、野紫苏等野果，以及苦菜、野菊花、甜菜等野菜，它们含有各种维生素和膳食纤维，是营养佳品。

7.吃苦

日本的专家检测过30多种身体所需的氨基酸的味道，有70%以上呈苦味，其中一种叫维生素B17的物质，有强大的杀伤癌细胞的能力。像苦瓜、苦杏仁、茶叶等都是天然的抗癌食物。通常苦味食物都有去毒的作用。

8.吃鲜

尽量吃最新鲜的蔬菜和水果。虽然现在的储藏技术让我们在每一个季节都可以吃到各种蔬菜，但是储存时间过长的蔬菜，会使其所含的硝酸盐变成可以致癌的亚硝酸盐。另外，剩饭和剩菜一定要倒掉，里面的营养素早已不在，吃进去的只是垃圾和毒素。

治疗胃病的灵丹妙药

很多人有胃病，却不知道胃病是怎么引起的。要想了解引起病痛的原因，首先得知道胃的工作原理。食物之所以能被消化吸收，最关键的一道程序是在胃里进行的。胃的工作很繁重，一天的大多数时间，即使是在睡梦中，它都在一刻不停地工作——蠕动、碾磨、消化暂时盛放在里面的食物。

胃之所以能完成这么繁重的工作，是因为它有一个强大的武器——胃酸。胃酸是一种强酸，任何吃进胃里的食物都会被这种强酸溶解消化。有句话说："不干不净，吃了没病"，虽然这话听起来很没道理，其实它正说明了胃酸的强大功力，什么样的细菌也难逃过它的法眼。当然，有的细菌也很狡猾，它能够乔装改扮，蒙混过关，随食物一起进入肠道。肠道内的菌群很多，因为这里有吃有喝，大多数进入肠道内的细菌会与有益菌和平共处，但也有些不安分的家伙，偶尔搞些破坏，弄得我们肚子疼。所以，吃东西的时候一定要保证食物洁净，防止细菌乘机溜进肚里。

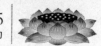

胃酸十分强大，它可以消化我们吃进去的米、面、肉、水果等等。这时候或许有人会问：我们的胃也是肉做的，会不会也被胃酸腐蚀掉呢？问到点子上了，得胃病就是因为胃酸腐蚀到了胃自身。而造成这种结果的原因就是，用来保护胃的胃黏膜（胃黏膜表面会不断产生一种厚厚的碱性黏液，可以中和胃酸）遭到了破坏。那么胃黏膜又是怎样遭到破坏的呢？

1.受到幽门螺旋杆菌的侵扰

有一种叫幽门螺旋杆菌的细菌是胃的大敌，它进入胃之后，首先给自己盖个房子，以阻止胃酸的围剿。逃过胃酸的这一劫后，它就会在胃黏膜上"打洞"，让胃黏膜变得千疮百孔，这样一来，胃酸就直接腐蚀到了胃的内部组织。长期服用消炎药、抽烟、喝酒以及吃辛辣食物、情绪紧张，都会对胃黏膜的防御能力造成损伤。

2.饮食不规律

得胃病的另外一个原因是饮食不规律。胃酸的分泌是有一定的规律性的，它知道人体大约在什么时间进食，并早早做好准备，等我们一吃下东西，它就马上涌出来将吃进去的食物消化掉。饮食不规律主要有以下几种情况：

（1）不间断进食

有的人不喜欢一下子吃很多食物，总是隔一段时间吃一点，或者随时都会吃零食。这样一来，胃酸就要时刻处于备战状态。就像人在精神高度紧张的时候很容易感到疲倦一样，长此以往，胃也会感到疲劳。

（2）不按时进食

除了不断进食之外，还有一种情况更为不妙。那就是，本来已经到了吃饭时间，胃酸也做好了充分的准备，却怎么等也等不来食物，时间一长，它就会放松警惕。这种情况下我们大多会说自己饿过劲了，其实是胃酸想回去睡大觉了。结果在胃酸睡大觉的时候，由于饿，人开始进食了，这时候，已经在呼呼大睡的胃酸对于突如其来的"敌人"一点防备都没有，不得不仓促应战。时间一长，胃酸的分泌规律就乱了套，它不知道哪个点该出战，哪个点该休息。于是，胃里没有食物的时候也会分泌，胃里又没东西消化，大量的胃酸就会破坏胃黏膜。

所以，要预防肠胃疾病，最关键的不是吃胃药，也不是吃补品，而是养成正确的饮食习惯。做到饮食有规律，定时定点吃饭；一日三餐要均衡，不能忽视吃早餐；多吃蔬菜、水果等容易消化的食物，少吃甜食和肉食；不抽烟，少喝酒……这些才是真正预防和治疗消化系统疾病的灵丹妙药。

为什么便秘会缠上你

自然界的任何事物都要在平衡的状态下才能实现和谐，吃饭也是这样。吃进去了，吸收完了还要再排出来。我们的肠胃是有一定容量的，如果只进不出，后果怎样，可想而知。

通畅是身体循环的基本原则，无论是血管、经脉还是肠胃，如果出现阻塞，都会引起不良的后果。可对于许多人来说，通畅这件事却是那么可望而不可即。如果你同样也有在马桶上度日如年的经历，想必就能深刻得体会到便秘的人的痛苦。而且，便秘还与皮肤、脾气的好坏以及健康状况有着密切关系。所以说，吃饭是头等大事，与之相应的排便也是头等大事。

大便是一种消化代谢产物，也就是食物被身体各个器官"吃"完后剩下的残渣。这些残渣最后全部汇集到大肠内，大肠是个吝啬的家伙，它将残渣中有用的东西（例如水分和微量的营养素）再回收回来，然后通过蠕动把剩下的东西排出体外。大便能不能被迅速地、顺畅地排出体外与三个因素相关，一是大肠蠕动的速度和力量，二是食物残渣的成分，三是残渣中的含水量。

1.大肠蠕动的速度和力量与便秘的关系

如果大肠的蠕动速度较慢，排泄就变得很困难。虽然大肠自己会蠕动，但人体的运动能够更好地推动大肠蠕动。如果我们吃饱饭就窝在电脑旁边或者缩进沙发里看电视，肠胃被束在狭小的空间里，难得有机会活动，消化的进程就会延长。食物残渣长时间逗留在大肠里，里面的水分都被大肠吸干了，使得大便变得干燥，这就加重了排便的困难。

2.食物残渣的成分与便秘的关系

食物残渣的成分其实也很重要，如果你吃进去的是精细的食物，例如精米细面、鸡蛋瘦肉、这些东西经过消化后，就变成了极为黏稠的物质，它们黏附在肠道壁上，很难顺利排出。相反，粗纤维成分多的食物残渣则容易排出。

3.食物残渣中的含水量与便秘的关系

除了成分以外，食物残渣中的含水量也是造成便秘的一个主要原因。这个道理不难理解，如果含水量较多，那么大便会很容易排出体外，反之，如果较少，就会不易排出，从而造成便秘。

受便秘困扰的女性，现在知道该怎样做了吧。其实要想获得健康美丽不外乎"三个多"——多运动，多喝水，多吃蔬菜水果等粗纤维的食物。大便也是有脾气的，过时不候！累积时间越长，排便就越困难。所以，一定要养成定时排便的习惯。

4.进食时是否充分咀嚼与便秘的关系

还要注意的是，堵塞可能在进食的那一瞬就已经开始了，或者说当车辆（食物）进入主路（口腔）之后，就已经预示了后面将要发生堵车（便秘）现象。一般来说，进食速度快的人更容易被便秘侵扰。

这是因为食物在口腔内，没有得到充分的咀嚼，牙齿和唾液中的消化酶不能完全发挥作用。咀嚼不充分的食物被大块地送进胃里，胃必须分泌更多的胃酸，做更多工作（蠕动），才能将这些大家伙消化。但是，大部分现代人的胃酸分泌不足，因为进食后我们一般不能好好休息，还要投入紧张工作中。这样，大块食物没有经过充分的消化吸收就来到了肠道中，增加了肠道的负担。因此，要想减轻肠胃的负担，吃饭要养成细嚼慢咽的习惯，饮料也要慢慢喝下去，我们的胃不喜欢受到惊吓。而且细嚼慢咽，身体也可以从食物中获得更多的营养素。

由此可见，为了免受便秘的侵扰，还要做到"四个多"——多运动，多喝水，多吃蔬菜水果等粗纤维的食物以及多咀嚼。

只要平时多加注意这些细节，便秘一般不会找上门。如果平时没注意，现在便秘严重，可以试一下这几个治疗便秘的食疗方：

1.苏麻粥

苏子、麻仁各15克，糯米适量，一起煮粥，早晚各服一小碗。

2.土豆蜜膏

将1千克土豆切成细丝，包入纱布中，挤压取汁。将汁倒入锅中，煎熬至黏稠，加入1倍量的蜂蜜，再煎熬至黏稠，取出装瓶备用。每次吃10毫升，每日两次，可解便秘。

当然，食疗方法只起一时之功效，治标不治本。要想彻底治愈便秘，还是要从源头上抓起，调整饮食，多运动。

能量过量带来的浩劫

1.糖过量

有很多女孩喜欢吃甜食，却不知道甜食里有很多健康隐患。长蛀牙只算一个小小的惩罚，比这个严重得多的还在后面呢。有的人认为自己吃的糖并不多，却不知为什么也要承担糖过量带的来危害。这才是真正需要关注的问题。生活中不会有人将糖当米饭那样吃，但是依然难免糖过量。为什么？因为糖会"易容术"，它会以各种面孔出现在我们的生活中。咖啡、奶茶、饮料、果汁、糕点、酸奶、水果，这些都是糖的外衣。不管知道不知道，我们已经在不知不觉中摄取了大量的隐含在这些食物中的糖。可以说，饮食中，糖无孔不入，几乎所有的食品添加剂中，都可以看到"糖"这个字。这就是为什么我们不刻意去吃，它还是会过量的原因。糖一旦过量，就会变成健康的拦路虎。它们很容易在身体内找到一个安全的地方躲起来，难以清除。

因为糖的隐秘性和普遍使用性，使得糖过量很难预防。如果想为自身的健康做点什么，一定要看一下你将要放进嘴里的食物含糖量是多少。

2.蛋白质过量

我们虽然知道蛋白质的摄入直接影响到人体的免疫能力是否能够正常发挥，却不知道过量的蛋白质也是个隐形的杀手。蛋白质进入人体后，必须在人体内进行分解。一般来说蛋白质的分解是在小肠内完成。尽管蛋白质在分解的过程中也会产生能量，但是为了分解它，身体要耗费更多的能量，也就是说处理蛋白质是一项得不偿失的"买卖"。

（1）蛋白质过量影响人的精神状态

对于绝大多数人来说，晚餐是一天中最重要的一餐，也是吃得最多最丰富的一餐。可是许多人不知道的是，当我们酒足饭饱躺在床上之后，我们的身体却不得不加班开夜车来消耗这些食物。这样彻夜不眠，不停不休地处理一大堆工作，自然身心疲惫。因此，第二天上班无精打采也就不足为怪了。这就是很多人晚上明明吃了一顿丰盛的大餐，又早早的补了个美容觉，第二天却还是没精打采，浑身酸痛的真正原因。

（2）蛋白质过量会造成骨质疏松

多数人都有这样的观念，只要小孩子多喝牛奶，多吃肉就能长个，中老年人多喝牛奶、骨头汤等就不会发生骨质疏松，其实这都是一知半解。看几个例子就知道了：爱斯基摩人天天吃鱼，每天摄取的钙含量最高，但是他们却是世界上患骨质疏松最严重的人群，而生长在非洲的土著民只有少量钙的摄取，但是他们却是最少患上骨质疏松病症的人群。由此可见，骨质疏松这种疾病，并不能只看钙的含量，还要看钙的消耗大小。高含量高消耗到最后还是相当于没有，补钙就毫无意义了。蛋白质也是这个道理。如果摄入了过多的蛋白质，就会消耗身体更多的能量来分解，这样就会影响其他物质的吸收。并且分解后的产物还会让体内环境酸化，为了维持身体的平衡，就必须从骨骼中提取钙来中和过量的酸。骨质中的钙长年累月地被抽调，就会发生骨质疏松。

（3）蛋白质过量会造成肾结石

除骨质疏松外，肾结石也与动物蛋白摄取过量有关。骨骼中被抽调出的钙，在利用完之后，就会被排到尿液中，使得肾脏中钙含量太多而成为结晶，这就是肾结石的来源。因此，喜欢吃肉的人患肾结石的机率更高。

3.脂肪过量

随着人们生活水平的不断提高，油也开始像米饭一样，成为人们食用最多的食物之一。我们从来没有像今天这样，可以随心所欲地食用油，想放多少就放多少。油多固然菜香，吃起来口感也好。但问题也来了，当我们享受着油带来的美味的同时，过量的油脂也涌入了身体。吃的时候很简单，但身体处理起来就没那么容易了。人体消化油脂的速度，远没有人们吃油习惯改变得那么快。油脂带来的能量消耗不了就转变成脂肪储存在体内，然后你就会发现体内随处都可以看到

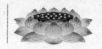

它的身影。血管因为它的存在变得狭窄，使得血液流通不再像以前那样顺畅，于是，身体必须提高血压来应急，当它越积越多，把血管堵死的时候，我们的生命也就岌岌可危了。

当然，我们也大可不必"望脂色变"，健康的身体也是需要脂肪的。它是人体一种重要的营养素，除了让吃饭变成一件很享受的事情，它还是脂溶性维生素的重要来源之一。对于脂肪的摄取贵在均衡、适量，过多、过少都不利健康。一般来说，在每天的饮食中，脂肪所提供的能量占每天所摄入总能量的25%～30%就足够了。

要想身体棒，消化必通畅

判断营养是否均衡的标准不是我们吃进去了多少，而是我们吸收了多少，如果只吃不吸收，那食物就会变成垃圾，对身体造成破坏。身体中决定吸收质量的器官主要有两个，一个是胃，一个是肠。如果肠胃受到损伤或者出现了疾病，即使你每天吃山珍海味，也不会对身体有什么好处，只会加重这些残弱器官的负担而已。因此，要想身体棒，消化系统必须畅通无阻。而现代人的肠胃正承受着前所未有的考验，养胃护肠对我们来说格外重要。

肠胃的保养要从饮食和生活中的细节抓起，平时一些不注意的小事情，就可能对肠胃造成很大的损伤，这些都要引起我们的重视。

1.切忌运动后猛喝水

运动之后，出汗量增大，身体容易缺水。我们经常看到运动场上满头大汗的人拿起冰镇饮料一饮而尽，喝起来很痛快，其实这样做对身体很不利。因为身体在大量活动时，新陈代谢由慢变快，血液主要集中在肌肉等运动器官，消化系统的血液相对减少。如果此时猛然喝下大量水，就会迫使胃在动力不足的情况下，疲劳地蠕动。同时，大量的水冲入胃中会破坏胃酸，冲击胃黏膜，使胃的抵抗力下降。经常不注意这些问题，就会引起胃功能紊乱或患上胃炎、胃溃疡等疾病。

那么，大汗之后，怎样才能既保护胃又解决口渴呢？当口舌干燥，特别想喝水的时候，应该先用温开水漱口，以缓解口渴程度。10分钟之后可以多次少量喝一些温淡盐水，补充排汗丢失的盐分。半小时之后，才可以正常饮水，满足运动后身体新陈代谢的需要。

2.腌菜不要多吃

在癌症的多发区域调查发现，这些地区的居民有长期吃咸菜的习惯。蔬菜经过腌渍之后，大量的维生素遭到破坏，更为严重的是，腌菜中含有较多的亚硝酸盐，它们进入到胃里之后，在胃的酸性环境中可以生成一种强烈的致癌物质亚硝胺，从而引起胃癌、食道癌等癌症。

3.少喝果汁

虽然我们提倡多吃蔬菜、水果来补充维生素，但是果糖过量也会引起肠道不适。普通果蔬中的果糖一般不足以出现这种问题，但果汁却不同。果汁中含有高浓度的果糖，喝多了就容易造成果糖过量。虽然肠壁上的酶可以降解果糖，但果糖太多的话，酶也对付不过来，那些未被分解的果糖就会进入结肠。果糖在结肠中是很好的发酵材料，果糖发酵带来的直接后果就是腹胀或者腹泻。所以，日常生活中最好吃水果而不要过多喝果汁。

4.少嚼口香糖

在超市中我们随处都可以看到无糖口香糖，"无糖"并非就是好东西。这些不含糖的口香糖是以山梨醇作为甜味剂。虽然身体对山梨醇不怎么感兴趣，但生活在结肠内的细菌却非常喜欢它。这些细菌吃过山梨醇后会释放大量的气体，这些气体会使肠子膨胀、疼痛，甚至还会发生痉挛。

5.多推腹

在闲暇的时候，尤其是晚上躺在床上之后，轻轻揉小腹，对消化非常有好处。揉腹可以通和上下，充实五脏，增强消化液的分泌，促进肠胃蠕动。推腹时，先将右手放在腹部，然后将左手交叠放在右手上，按顺时针方向绕肚脐揉腹50次，之后再逆时针揉。推腹时候用力当适度，不要猛压腹部。

剩饭菜的危害

勤俭节约向来是被提倡和颂扬的好品德，尤其是吃过苦，挨过饿的父辈人，深知粮食的珍贵，不浪费一粒米是一贯提倡的优良作风，我们自小也被这样教育着。所以，吃不完的剩饭菜只要闻着没馊，就要留着下顿再吃。浪费自然不好，但如果要拿自身的健康来为节俭买单，这样的节俭得不偿失。

曾经遇到过这样一个病例。患者由于公司离家很近，所以每天中午都回家吃饭。一天中午下了班之后，他回到家里将晚上剩下的大半碗青菜从冰箱里拿出来，加了点水，煮了碗面条吃了，吃完后又匆匆赶回公司去上班。谁知下午正上着班，忽然就觉得一阵头晕，浑身松软无力，然后开始恶心、呕吐。接着又出现拉肚子，跑了两次厕所之后，整个人都软软的，没了一点力气。正当他要起身去跟领导告假时，脚还没迈出去就一头栽倒在地，同事慌忙把他送到医院。醒来后，听说自己是食物中毒，他还觉得很蹊跷。剩菜是放在冰箱里的，也没有变质，并且还经过了高温加热，即使有病邪和细菌也被杀死了，怎么还会中毒？

他跟大多数人的认识是一样的，剩饭菜只要没有变质发馊，吃时加热一下就不会有问题了。却不知，加热不但消除不了剩菜中的毒素，还会使毒性加强。因为现在的蔬菜在种植的时候普遍使用很多化肥农药，这样就大大增加了菜叶上硝酸盐的含量，在细菌的作用下，这些硝酸盐会被分解为亚硝酸盐，因此加热不但不能消除有毒性的亚硝酸盐，在高温的作用下，更多的亚硝酸盐会被分解出来。过多的亚硝酸盐进入到血液中，就会使得血液中的低铁血红蛋白变成高铁血红蛋白，让血液失去运送氧气的能力。各组织器官得不到充足的氧气，机体就会出现缺氧症状，轻者口唇、指甲青紫，恶心呕吐，腹痛腹泻，重者可导致大脑神经受损，全身皮肤青紫，陷入抽搐和昏迷状态，如果救治不及时，很可能会丢了性命。

看来，剩饭菜是不能随便吃了。为了身体的健康，千万不要把自己变成垃圾桶，吃剩下的饭菜该倒掉一定要倒掉，如果不舍得倒掉就少做一些，正好够吃就行。

第九章

心神为药，压力和病痛打不倒

病在我们的身，根在我们的心，如果心对了，身体也就对了，心健康了，身体也就健康了。

为什么有些被宣判"死刑"的癌症患者却奇迹般地康复了？因为有信念的支撑。精神力量很大，它或许可以让一个重病患者康复，也可以让一个健康的人倒下去。关键看我们怎样选择，是选择积极乐观地生活还是消极悲观地处世。用好心这枚灵药，我们的健康才真正可期。

EXPAND

为什么心脏病会找上门

死亡有很多种表现方式，其中最明显的一个就是心脏停止跳动。反过来讲，心脏一旦停止跳动，生命就不存在了。心脏之所以具有如此显要的地位，是因为心脏是人体的交通中心，也是人体最为勤劳、辛苦的器官。心脏一刻不停地为身体供应血液，每天要跳10万次，射出的血液量是7000升。这是什么概念？相当于背着50斤重的东西攀登一万米的山峰。

由此可以看出，心脏与血液和血管的关系十分密切。如果把心脏比作汽车的发动机，那么血液就是车上承载的货物，血管就是供汽车通行的道路。如果货物的重量增大，路况不好，发动机就必须加大马力，否则运输的速度就会减慢。也就是说，当血液的黏稠度增高，血液的密度变大，而血管不畅通的时候，心脏的工作量就会变大。这种情况越严重，心脏的工作量就越大，长此以往，心脏就会被累死。

也就是说，心脏病的发病原因就在于道路交通出现了问题，无论心脏用多大的力气都无法把血液输送出去。冠心病是典型的一种心脏病。冠心病的全名叫冠状动脉粥样硬化性心脏病。在美国，因它而死亡的人数占全部死亡人数的一半。

冠心病就是因为冠状动脉这条交通要道出问题了。心脏不仅要给全身的器官供血，它自己也需要血液供给营养，而冠状动脉就是专门负责心脏的供血。如果这两条通向"首都"（心脏）的主干道中的一个小分支变得狭窄或者发生堵塞，心脏就会因为不能及时得到营养物质而发生缺血、缺氧而坏死。这就像封锁战一样，把通向目标城市的道路全部封死，在缺乏粮草的情况下，这个城市就不得不投降。

其实，冠状血管的储备能力很强大，只要不被全部封死，心脏仍然要坚持做最后的殊死挣扎。但是，在剧烈运动或情绪激动，身体所需的能量加大（血液循环加快）的情况下，心脏就吃不消了。想想也能明白，只给人家吃一点饭，却要它加倍地干活，任谁也承受不了。如果这条血管唯一的小通道都被堵死了，那问题就大了。血管被堵死之后，这支血管支配的心肌会因为一点"饭"都吃不到，很快缺血坏死。这就是我们常说的心肌梗死。

说来说去，冠心病的罪魁祸首就是血管栓塞。那么，什么样的人容易患冠心病呢？美国人用了大量的时间对这个问题进行了研究性调查。这个调查在20世纪50年代就开始了，科学家们选了5000个证实没有心脏病的人作为调查对象，密切观察他们的生活习惯、个人性格甚至包括他们所经历的一些大大小小的事情。20年后，这些人的子女又加入到了这个行列。40年后，结果出来了。他们的调查结果是：男性、大龄、吸烟、A型性格、肥胖、高血压、糖尿病是判定一个人是否会患冠心病的重要因素。前两个因素我们就不说了，这个是任何人都控制不了的。但后面的几个因素提醒我们，如果想要一颗健康有力的心脏，就一定要控制好血压，不要吸烟，关键是保持标准的体重。

除此以外，我们还可以通过有意识的锻炼，增强心脏的功能。适当的体育锻炼和体力劳动能使心肌发达，增强心功能；同时注意防止不合理的运动和劳动，例如运动时间过长，或从事力不胜任的体力劳动等，不仅不能锻炼心脏，反而会引起心脏衰弱。

心脏病的防治方案

2000年世界卫生组织的报告说，世界上每三个死亡的人中就有一个是死于心血管疾病，这是一个惊人的数字！

在这个世界上还有为数不少的人，他们活得小心翼翼，提心吊胆，因为不知道自己的心脏会不会突然终止跳动。其实，当心脏不舒服的时候，它自己会发出呼救信号。只要注意观察有关的异常表现，就能准确地对心脏的情况做出判断。

1.情绪不稳

有高血压病史的中老年人在过度疲劳和情绪激动时，如果感觉心口憋闷，有压痛感，多是患了冠心病。如果这样的情况反复出现多次，并且持续时间较长，用了硝酸甘油、救心丸都不管事，很可能就是心肌梗死。

2.严重腹泻

有的人严重腹泻后，会感到全身没有力气，走路时两脚轻飘飘的，心慌气短，即使坐着不动，脉搏每分钟也会超过100次，或者低于60次，快慢不匀，有可能是引发了病邪性心肌炎。

3.双腿浮肿

有慢性支气管炎、高血压、贫血等慢性病的人，要经常关注自己的双腿，一旦发现下肢水肿并逐步往上蔓延，伴有心慌、气促、行动困难等症状，很可能是慢性病已经累及心脏，导致慢性心功能不全。

4.留意睡眠

还有一些人在入睡以后，会突然因胸闷、气急被惊醒，接着就不停地咳嗽，咳出的痰呈泡沫样或者红色泡沫样，这多是患了高血压性心脏病或者风湿性心脏病。

无论是哪种形式的心脏病，只要从病根上防治，都可以降低心脏病带来的风险。

1.控制血脂最关键

高血脂是心脏病的最危险因素。最常见的心脑血管疾病都是因为血液和血管中脂肪太多，血液过于黏稠，增大了血液运输的难度造成的。减肥、少吃高脂高热的食物这些前面都已经说过多次，不再赘述。

2.适当饮酒

有研究表明，少量的酒精可以减少心脏病的发作，效果同控制体重、服用阿司匹林差不多。如果喜欢，每晚可以来一小杯葡萄酒，它对你的心脏有好处。切记，一杯足矣！

3.多吃点猪血

猪肉吃多了没好处，尤其是患有高血脂、高血压的人，但不吃肉无疑是件痛苦的事情，那就不妨改吃猪血。猪血素有"液态肉"之称，不但可以煲汤，还可以炒食，虽然没猪肉香，不过味道也不错。猪血的蛋白质含量略高于瘦肉，所含氨基酸的比例与人体最为接近，极易被吸收。对心脏病人来说，猪血还有一个好处是脂肪含量低，而卵磷脂的含量非常高，它对防止动脉硬化和老年痴呆很有帮助。

4.冷天要小心

如果留心的话，你会发现，气候变冷，心脏病的发病率就会提高。通常急性心肌梗死每年有两个发病高峰，一个是11月~1月，一个是3月~4月。前者是秋季转冬季，后者是冬季转春季，这两个时间段冷空气活动频繁，也是发病高峰期。因此，在疾病高发季节里，冠心病患者应注意御寒保暖，减少户外活动，以防疾病发生。

5.多吃柑橘有好处

食品专家发现柑橘汁中有抗氧化、抗癌、抗过敏的成分，并富含钾、维生素B和维生素C，能防止血凝。每天喝三杯橘汁，可以增加好的胆固醇，将坏的胆固醇替换掉。另外，卷心菜、花椰菜和甘蓝等蔬菜都可以降低患心脏病和中风的风险。

6.培养良好的生活习惯

这个就不必多说了，任何一本养生书都在强调这个问题。戒烟酒，早睡早起，适当运动。说到运动还要提一句，有心脏病史的人不适合在早上做大量的运动。因为早晨是心脏病突发最多的时刻，原因是血液在这个时间段特别容易凝块，并且起床后，人体由休眠恢复到兴奋状态，血液循环加速，血压上升，容易引起心脏病的发作。早起之后，喝杯水，可以稀释血液。慢慢活动，打打太极拳或者做几个简单的伸展动作都不错。

病在身，根在心

我们都知道病从口入，但不是人人都知道病由心生。现代人对饮食健康的关注度已经有了很大的提高，然而越来越多从"心"里生出的疾病却没有能够引起我们的足够重视。

所有由"心"生的疾病都可以归结为一个原因，那就是心理失衡。心理失衡就是情绪不稳定，压力过大、精神抑郁、大悲大喜、生气、焦虑等都是心理失衡的表现。那么，长期心理失衡为什么会导致疾病？又会导致哪些疾病呢？

心理因素对内脏的影响主要是通过情绪活动起作用。积极的情绪活动可以促进脏器的功能，使人保持身心健康。而消极的情绪，如压抑、焦虑、痛苦、悲伤、恐惧、怨恨、愤怒等，则会导致神经调节功能失调，从而引起人体内化学物质的改变和内脏功能的改变。例如，一个人情绪不好的时候，胃部的肌肉就会强烈收缩，引起胃部疼痛，导致消化功能紊乱，甚至引起胃溃疡。当情绪激动达到高潮的时候，就是愤怒。人在愤怒的状态下，植物神经和交感神经会出于极度兴奋状态，并大量释放肾上腺激素，使得心跳加快，血压升高。如果发怒者是心脏病患者，就会引起冠状动脉剧烈收缩，导致心肌梗死。

心理和生理通过一些我们看不到的物质，看不见的方式，紧密联系在一起。不要因为感觉不到它的存在，就以为它真的不存在。因此，长期处于不良的情绪状态下，必然会削弱人的生理功能，降低免疫力，给疾病因子提供肆虐的机会。医学家和心理学家一致认为，胃病、十二指肠溃疡、心血管疾病和某些精神病以及让我们闻风丧胆的癌症等都主要是由精神因素诱发或因其恶化的。

话说回来，愤怒发脾气不好，但有气憋着更不好。有气憋在心里，通常是越憋越气，越气越憋，到了一定程度，再不发泄出来，很可能就被气死了。当然不是一下子就死，死的是大量的内脏细胞，只是这些你都看不到而已。大量细胞死亡的直接后果就是生病，生什么病？上面列出的疾病都有可能。如果憋到一定的程度才发泄出来就是我们常说的盛怒，盛怒对身心造成的伤害也是十分恐怖的。它可以在短时间导致大量细胞死亡，而死亡的细胞又给细菌生存提供了食物，从而引发身体不断地被感染，直到严重的疾病出现。

由此可见，控制感情是健康的身体所必需的。愉快的心情，积极的生活态度，有助于放松身体，缓解精神紧张和疲劳，减少因压力带来的身体细胞的死亡。那些懂得笑着面对生活的人，一定会得到生命的嘉奖。

食补不如心补

在保健领域有句俗话："药补不如食补，食补不如心补"。所谓心补，就是要有一个好心情，心态好，这样身体才好。

一个26岁的法国女孩，患子宫癌。发现后做了子宫全切除手术，两个月后左侧卵巢转移，左侧卵巢切除；半年后右侧卵巢也发生转移，同样被切除。一个月后，结肠转移，结肠切除，肛门造瘘。这前前后后，她一共切除了三处大的器官，经历了8次手术，6次化疗。原本乌黑的一头秀发全都掉光了，呕吐、贫血，瘦骨嶙峋的小姑娘奄奄一息地躺在病床上。

一位朋友来看她，鼓励她珍惜生命，要有信心战胜疾病，并让她想最高兴的事。此刻，她的脑海中出现了三年前在海边滑水的情景，蓝蓝的天，白白的云朵，阳光明媚，时而有海鸥在身边飞过。她仿佛又感受到了与自然融为一体的美妙。朋友对她说："好吧，我们明天就来为海边的滑水做准备吧。"第二天，女孩在朋友的陪伴下开始练习站立，两个月后，她终于可以站起来。又经过两个月的恢复练习，她能够使用滑板了。从此以后，她每天都要练习滑水，每次在滑水的时候，她就会完全忘记自己的病，看着蓝蓝的天，浩瀚的大海，心情无比愉快。就这样，身体越练越好，丝毫看不出她曾经是个癌症病人。两年后，当她再次回到医院去体检的时候，医生都吓了一跳，没想到她还活着，而且如此健康地活着。1996年，这个法国姑娘获得了世界女子滑板锦标赛冠军。当看台下的人们为这个容光焕发、神采飞扬的女孩欢呼的时候，谁会想到她曾经是一位晚期癌症患者！

积极乐观的心态蕴含的力量超过我们的想象，它能够让人从失败走向成功，甚至可以起死回生。北京癌症协会做过一个调查，发现1000多个抗癌明星最大的共同点是乐观，还有家人的支持和关心。这两点都与"心"分不开。所以说，无论有病的，没病的，都不要忘记补心。自己的健康首先要靠自己获得。跟别人生气，对自己没信心，心情不好，都是对自己的折磨。记住，让你生病和给你治病的人都是你自己，是做自己的医生还是做健康的刽子手，是积极乐观的面对生活和疾病还是整日哀哀怨怨，愁眉不展，就看你如何选择了。

有的人过于相信医生的判断，只要医生说这病人没希望了，通常我们就真的相信他很快就要死了。其实，医生的语言对于患者来说比手术刀还锋利，有的病人不是病死的，而是被医生的话吓死的。有的医生为了强调病情的严重性，通常会说："太晚了！""怎么现在才来？""这病没治了"，就这三句话，足以杀死很多人。当你把身体交给医生的时候，他不过是协助你身体恢复到以前状态的一个助手，真正的救世主还是你自己。所以，不必从医生的言语和表情中去探寻任何信息，这对你的治疗没有任何一点帮助，只会加重你的心理负担。不同的求医心态，很可能会决定你的生死。

勤用脑，活到老

人类作为自然界的万物之灵，主要因为我们有一个比其他动物都高级许多倍的大脑。大脑是人体的最高司令部，它不但把人变成了万物之首，还让人体成为在它的控制下的一部高智能"机器"。心脑是全身五脏六腑的总辖，想让全身不衰，就要先让大脑不衰。

生活中，经常会听到身边的老人说："哎，年纪大了，脑子不好使了，老爱忘事儿。"的确，我们也常常把开始变得"糊涂"看成是衰老的标志。那么，脑子是否真的遵从这个用久则废的规律呢？事实恰恰相反，脑子是越用越灵的。

国外一位著名的神经科医生在研究中发现，古稀之年的老人，如果能够坚持勤用脑，依旧可以保持如小伙子一般的记忆力，并且智力还会持续提高。通过仪器检测，发现人在用脑思考的时候，大脑中的血管会处于舒张状态。如此一来，脑神经就可以获得更多更好的养料，从而达到延年益寿的功效。

有些老人退休后就过起了养尊处优的日子，不再动心用脑，也很少参加社会活动，没过几年，他们的健康状况就会大幅度下降，尤其智商的下降更为明显。而有的老人虽然已经退休了，却还会再找份差事发挥一下余热，或者自己在家练练字，学学画。这样一来，不间断的脑力和体力劳动就会让他们依然保持着旺盛的精气神。由此可见，如果大脑接收到的信息刺激越少，就会衰老得越快，反之，如果信息刺激越多，脑子也会越用越灵。

勤于用脑，不但可以延长智力的青春，还可以延长身体的青春，延年益寿。所以，退休在家的老年人，如果觉得自己的身体还可以，不妨再找一份工作做做。现在正流行"老年人返聘"，许多老年人都重新走上了工作岗位，把自己多年的工作经验传授给年轻人。如果不想再过朝九晚五受约束的日子，也可以根据自己的喜好，选择一些适合自己的活动项目，比如写作、绘画、养花、看书、学戏、打太极等，平时也可以多看书看报，关心一下周围和国家社会的大事，这些都对大脑非常有益。

大脑的发达与否不仅关系着人体的健康，同时也关系着人的寿命长短。通常智力发育不良的人，寿命也不会太长，这就是一个例证。如果用科学的观点解释这种现象，就是因为大脑的中枢神经系统控制着人体的生命活动，大脑的衰老会导致人体失调、失控而发生衰老。

不过，现实生活中，或许有人会对"勤用脑，活到老"这句话产生怀疑，他们担心用脑过多会忧思抑郁，引起神经衰弱等神经系统疾病。其实这样想真是多虑了。勤用脑，并不是说让你每日忧心忡忡，觉睡不好，饭吃不下，整日想些烦心事，而是说要多开动脑筋，多想多思考。

另外值得注意的是，脑子要勤用没错，但也要用得有度。尤其是中青年人，该休息的时候一定要休息，给大脑充足的营养和睡眠时间。经常加班加点的工作，或者经常熬夜，都会使脑细胞变得非常疲惫，长此以往脑细胞就会因为缺氧、饥饿，劳累致死。所以，一定要科学合理地用脑。

勤用脑，合理用脑，是保持头脑清醒，身体健康长寿的一大法宝，运动也可以保健大脑。因此要坚持脑力和体力相结合的原则，另外，还可以吃一些对大脑有益的食品，例如大豆、龙眼、核桃、红枣、芝麻、蜂王浆等。

沉思冥想健身术

快节奏的生活方式和紧张的工作压力，让健康成了人们关注的焦点。针对生活方式引起的疾病，现代医学的确有些束手无策，这也加大了人们的恐慌心理。所谓解铃还须系铃人，要预防这类慢性疾病的发生，还是要从生活方式入手，也就是说，要让快节奏的生活慢下来。

有人或许又要抗议了：这可能吗？不工作，怎么生存？快节奏、竞争强，这是大势所趋，如果慢下来，就会被淘汰。的确，这是个两难的选择，一方面要健康，另一方面还要追求成功的事业。既然不能时时刻刻都慢下来，那么就拿出一点时间倾听自己心跳的声音，用心神的力量将疾病赶走。这种方法可以称之为沉思冥想健身术。

找一个时间，早上或者傍晚，关上窗子，打开音乐，让轻柔的乐曲飘满房间。此时，换上宽松舒适的衣服，想象人生中最美好的场景。可以是梦想中的场景，也可以是喜欢的自然风光，或者遇到的最愉快的事情，或者任何一件可以让心情愉悦的事情，甚至可以想象疾病正在痊愈，免疫细胞正在一点点吞噬病邪细胞。冥想时，要任凭思想的野马在想象的天空中自由驰骋，幻游于海宽天阔之间，这样才能达到精神洒脱，飘飘欲仙的境界。

冥想时，可以在床上盘腿而坐，也可以坐在地板上或者沙发上。最好采用坐姿，这样可以更好地调节呼吸。盘坐时，脚心向上，身体自然端正，双目微闭，排除杂念，安定情绪，将呼吸调整至缓而深的状态，集中意念，沿督脉往下，守在上丹田（两眉中间）、中丹田、（心口处）和下丹田（脐下三寸）三处，自然而然进入静心状态。入静是冥想的第一关，其次是意守。掌握了这两个要领，你就可以轻松自如地进入美妙的幻境了。每天早晨起床后，早餐前和晚饭一小时之后进行最佳。

沉思冥想健身术是利用了中医的理论，通过调匀身体的气血，缓解精神压力而达到健身治病的目的。在国外，这种方法成为了治疗慢性病的一个好途径，有些医院也在医疗中尝试这样的方法，将它称为自然疗法。美国的劳伦特先生就是这个疗法的受益者。

劳伦特的工作非常平凡，是附近十几个小学的水管工。因为只有他一个工人，所以工作异常忙碌，每天的工作时间都要超过12个小时。但是，劳伦特对此却没有一丝抱怨，一天到晚都可以看到他轻松的笑脸。

可十年前的劳伦特却不是这个样子。因为家族遗传病史的原因，他很早就被医生断言，四十岁之后随时有中风的可能。想象一下，就像身上绑着一颗定时炸弹一样，时刻遭受着疾病的威胁，该是多么不幸的一件事。结婚之后，劳伦特明显感觉自己的身体每况愈下，他决定采取补救措施。在医生的建议下，他参加了一项特别的心脏治疗计划，其中一项主要内容就是练习冥想。

最开始，劳伦特像所有人一样怀疑这种疗法的意义，他只是觉得这样闭着眼睛打坐或许对治疗失眠会有好处，他从不怀疑自己会在中途睡着。不过，没多久，劳伦特就改变了这种看法，他说静坐冥想让他获益很大，不但健康状况良好，人也变得冷静稳重，不再患得患失了。

很多医学专家在大量的临床研究中发现，沉思冥想不但可以缓解压力，还对多种慢性疾病和恶疾有很好的治疗效果，例如癌症、艾滋病、心脏病及关节炎等。接受这种疗法的冠心病患者，在四个月后，血压明显下降，心律不齐的情况也多有改善。

沉思冥想是借助身体的力量来恢复身体的平衡状态，是一种自然、无风险的保健和治疗方法。饱受工作压力之苦的职场人士和慢性病患者不妨自己试一试，它不需要任何花费，也无需经历手术之痛，却可能是你最需要的疗法。

长寿的秘密：三心二意

生活中，几乎所有人都是在师长们"做事情要认真，不能三心二意"的教导下成长起来的。所以当大家看到这个标题的时候一定会很纳闷，为什么健康长寿要"三心二意"呢？这是因为，我们这里所指的"三心二意"是信心、善心、童心以及有意和无意。下面我们就来了解一下，这"三心二意"是如何影响我们的健康的。

1.信心

信心是支撑一个人生活下去的勇气，有了信心，在苦难面前我们就能够保持强大，而不会愁眉不展、郁郁寡欢。信心是一种与健康息息相关的心态，可以毫不夸张地说，一旦对生活失去了信心，就如同丢掉了半条命。有信念的人可以在绝症面前重新站起来，这是因为信心与身体内的免疫功能的潜力存在直接的关系。当我们充满斗志，准备与病魔做一场"搏斗"的时候，体内的免疫和修复系统也会响应精神感召，大脑就是传递这个信号的中转站。积极的心态可以提高大脑皮层和神经系统的张力，进而"指挥"神经系统和内分泌系统分泌出对身体康复有益的激素，大大提高机体的抗病能力。与此同时，体内的免疫系统接收到 "抗战"指令后，就会积极地投入"战斗"，吞噬细胞、T淋巴细胞、B淋巴细胞这些免疫"士兵"都像被注射了激素一样，个个"英勇神武"，机体的抵抗力和康复能力就会大大增强。正所谓"正气存内，邪不可干"，只要有凛然的正气，战胜困难和疾病的决心和信心，再强大的邪恶力量都不能攻破我们的身体。

2.善心

善心也会与长寿有关？当然，不然古今养生家怎么都要把"乐善好施"看做是养生的灵魂。善良是健康养生的一大营养素。一个人多行善事，能够经常帮助别人，必然会在心里涌起欣慰之感。当他坚信自己活着有利于他人，并对别人的生活产生重要的影响时，对自己来说这就是一种强大的精神力量。这种精神力量必然使他心情愉快，有利于提高身体的免疫力，人的寿命自然也会随之增长。

3.童心

生命的衰老是无法抗拒的，但不管容颜如何衰老，只要能保持一颗童心，过得自由自在，像个"老顽童"一样，就可以忘记忧虑，快快乐乐地生活。烦恼没有了，心地坦然了，大脑负荷减轻了，免疫功能自然就加强了。不论是中年人还是老年人都可以像一个孩子那样生活，在闲暇的时候不妨多和年轻人或者小孩子们一起玩耍，孩子们的神态举止，会在无形中给成年人产生一定的心理影响。保留一颗童心，你会发现复杂的事情原来很简单，生活也将有更多的乐趣。

4.无意

人到了一定的年纪，就会意识到人生之路并不是一帆风顺的，而是鲜花与荆棘相随。生活中的失意，感情上的挫折，事业上的困难，人际间的嫌怨，谁都会遇上一些。身处逆境之时，不妨以苦为乐，既已不顺，何必再增添烦恼，损伤身体，这不是赔了夫人又折兵吗？凡事要拿得起，放得下，乐观的人才能看到生命的美丽。当压力袭来，感到无法承受时，尽量不要一个人独处，让家人和朋友与你一起分担。如果忍不住要去想一些不顺心的事情，不妨把音乐打开，让心沉静下来，排除一切杂念，闭目养神。这是一种健康的充电方式，精神的放松，会引起一系列生理的改变，如脑电波稳定而有节律、心跳频率下降，血压降低等。此时，身体还会分泌一些有益的激素，这些物质可以调整体内的血液循环和神经系统的功能，从而增强人体的免疫力。

5.有意

"有意"是说我们不能麻木地随波逐流地生活，而是要像对待恋人一般看待生活，在生活中找到能够充实心灵的事情。如果不能发现生活的美好，就会活得无趣、无聊、无味，即使一件平常的事情，也会变得复杂。精神的寄托是一个人生活的支柱，用一颗热诚、质朴的心看待周围的事物，你会从中发现很多值得我们欣赏、留恋的东西。无论是自然界的鲜花芳草、飞瀑流泉、虫吟鸟鸣还是生活中的亲情、友情、爱情都需要用心去体会，无知无觉的人永远得不到生命的奖励。

第十章
睡眠为药，给各种灵药加成

　　睡眠堪称人体最简单并且疗效最好的药，疲惫不堪的身体美美睡一觉之后，马上又精神百倍。但是，现代人肆无忌单地破坏这颗天赐"良药"，睡眠的时间一缩再缩，身体的修复过程也随之被无数次打断，有的人即便不刻意熬夜，还是会出现各种睡眠障碍。良好的睡眠，一个很简单的身体自然修复手段，如果这都要变成一种奢望，我们的健康自然也就随之远去了。

EXPAND

睡眠不足，后果严重

国家规定我们的工作时间是八个小时，然而绝大多数人实际上每天用于工作的时间却要远远高出这个数字。从起床的那一刻起，到下班回到家为止，其实我们都是在为工作做准备，这还不包括加班。如果把这些都算在内的话，我们一天的绝大部分时间都被工作占用着。这样一来，真正属于自己的时间就很少。于是，我们只能争分夺秒利用晚饭后到睡觉前的这段时间释放自己。时间不够怎么办，那就往后拖，晚点睡觉。一拖再拖，睡得越来越晚，睡觉的时间也就越来越少。现在的小孩也跟大人一样可怜，永远有做不完的作业，尤其是上了高中之后，要为理想中的大学"加班加点"，真是非常辛苦。结果呢？大人和孩子一样，都没有从熬夜中得到什么好处。我们看到的只是一张张萎靡不振的脸和越来越年轻化的慢性疾病。

人体的运转跟日月星辰、春夏秋冬一样，有一定的规律性。生物学上把这种现象叫做生物钟。生物钟就像人体内的一张作息时间表，它安排着人体器官的活动，包括什么时候休息，什么时候工作。我们白天上班，晚上睡觉，这都是生物钟的安排。有人说生物钟只在大脑里，也有人说生物钟在下丘脑下端，还有一种说法是生物钟跟褪黑素有关。其实，生物钟在哪个位置并不重要，也没必要深究，对我们来说更重要的是弄清楚它是怎么安排各个器官的作息的。了解了这些，我们才能够根据器官的作息规律安排生活。这样才能既对健康有益，同时也让做事更有效率。下面我们就来详细了解一下人体的主要器官一天内的作息时间是怎样的，在这些特定的时间段内我们又该如何去做才能保证它们的健康。

19：00~21：00，这段时间胃基本上不怎么工作了。如果前一天晚上吃饭太晚，第二天早上就经常会肚胀难受，所以晚饭尽可能在19

点之前吃。

21：00~23：00，是淋巴的排毒时间，这个时间段应该安静地休息，或者听听舒缓的音乐。

1：00~3：00，是肝脏的工作时间，需要人体在熟睡中进行。

3：00~5：00，肺部接肝脏的班，继续排毒。有些心脏功能不好的人常在这段时间醒来，因为呼吸不到很好的空气。咳嗽也常在这段时间最为剧烈。

5：00~7：00，大肠开始工作，代谢正常的人一般在清晨这段时间排便。

7：00~9：00，胃经过了一个晚上的休整，重新上岗。这段时间胃的消化功能发挥得最好，所以早餐一定要吃好。

11：00~13：00，心脏需要休息。这段时间适当的午休是必要的。

13：00~15：00，小肠的吸收功能开始发挥作用，它现在需要血液提供最多的养料，过多的体力劳动是不适宜的。

另外，半夜至凌晨4点为脊椎造血时段，这段时间必须熟睡，不能与脊椎抢营养。

从上面这个作息时间表上我们可以看出，身体的主要器官的工作集中在21：00〜5：00这段时间内，也就是说这段时间我们需要充分的休息，大脑要进入睡眠状态。然而现实生活中，绝大多数人都很难保证会在晚上九点就上床休息，也就是说，熬夜已经成为很普遍的现象。这样做的害处在上面的时间表上已经很清晰地呈现出来：该工作的器官不能好好工作，因为有我们在跟它争夺养分；该修复的器官没有得到修复，因为受损的部位要带病"工作"，与我们一起熬夜。这样的情况日积月累下来，器官的不适就会一起爆发，让我们来不及应对。就像一部汽车，玻璃坏了不去修理可能没事，一个小螺丝松了不保养也没关系，但是，时间长了，所有的问题加在一起，后果可能就会很惨重。所以，经常熬夜的学生，不会因为比别人多学了三两个小时，就能考上好大学；相反，睡眠不足更容易损伤大脑，使记忆力衰退，从而影响学习成绩。

体重不断上升的胖子也要归罪于睡眠不足。睡眠可以调节人体的荷尔蒙，而肥胖与内分泌失调有直接的关系。内分泌失调导致的一系列连锁反应会让人感到吃惊：便秘、脸部起斑、脸色晦暗、青黄、容易过敏、易被感染。

熬夜的害处都在这里，睡或是不睡，早睡还是晚睡，还得由你自己来决定。

睡眠就是最好的补药

从上文中我们可以很清楚地知道，即使在睡梦中，人体大部分的器官也要轮番上夜班。之所以如此，是为了让工作的器官好好工作，同时让休息的器官有充足的时间进行修复保养。所以说，睡眠就是各个器官组织最好的补药。下面我们就来详细地了解一下，睡眠在我们的健康中都发挥了哪些功效。

1.提升精气神

人体就像一块电池，用了一天之后电量就所剩无几了，而睡眠就是一个充电的过程，补充了身体的能量。所以，我们都会有这样的体验，特别疲惫的时候，睡上一觉，立刻又精神焕发了。

人体在白天要不停得运动、工作，器官也要随着人体奔忙，处于一个高速运转的状态中。在工作的状态下，器官一方面要消耗很多的营养物质，另一方面也会排出大量的"废物"，如乳酸。这些代谢垃圾在体内积累多了，人就会感到疲倦，这是神经系统对人体所采取的保护性措施，如果这时候不及时休息，会直接导致神经调节功能失调。而各个器官组织一旦失去了神经系统的指挥和统一领导，就会发生紊乱，抵抗力也会随之下降。相反，如果我们能在这时候好好地睡一觉，那么疲劳感就会消失无踪，人也会变得很有精神。

2.增强免疫力，防病祛病

睡眠不但有补的功效，还能防病祛病。小孩患了感冒，农村的土办法就是让孩子蒙上被子睡一觉，一觉醒来后，大多时候感冒就好了大半。这是因为睡眠休息可以让身体更好地制造白细胞对抗疾病。这就如同大敌当前，全民都要同仇敌忾抵抗敌人。其他"部门"和"企事业单位"都要作出一些牺牲，把最好的"资源""资金"集中到"军工部门"。睡眠的作用就是让其他"部门"暂时休息，把身体的能量和资源集中到免疫"部门"。

有个科学实验也可以说明这个问题：有两组猴子，一组让它们尽情玩乐，逗它们游戏，使他们很快进入疲惫状态，并且不给它们任何休息的机会；另外一组则吃饱喝足，休息地很好。然后给这两组猴子注射等量的细菌，结果发现第一组猴子感染了疾病，第二组猴子却安然无恙。可见，充足睡眠的确能增强身体的免疫力，可以防止疾病发生。

3.促进发育

处在生长期的孩子，睡眠的质量直接决定着身体发育状况的好坏。孩子的发育是受生长激素控制的，生长激素分泌充足的孩子，发育的就好一些。反之，则会发育迟缓。而这种有促进生长发育作用的生长激素，多数都是在睡眠的过程中分泌出来的，人在清醒的时候，生长激素的分泌就会减少或者停止。如果想孩子长得个子高高的，身体棒棒的，就一定要督促他好好睡觉。

4.提升智力

睡眠和智力也有着直接的关系。不要以为经常熬夜学习的孩子成绩就一定很棒，即使他们比别的孩子成绩好一点，那也是熬出来的。换取一点好成绩要付出的代价是脑细胞大量减少，智力衰退。也就是说，如果他不熬夜，只要上课认真听讲，课后温习好功课，一定比熬夜的成绩还要好。

长期熬夜，工作或学习效率会大大降低。你需要五个小时做完的事情，别人一个小时就能搞定了，而产生这种差距的原因却是你太"勤奋"。

计算一下就会发现，我们一生中有三分之一以上的时间都是在睡眠中度过的。一个珍惜时间的人，或许觉得这样很浪费。其实不然，羊毛还是出在羊身上，睡好了觉，身体好了，才能延长寿命，"浪费"掉的时间会加倍补偿回来，这就是身体对我们听从它的安排的回报。

人体在睡眠中一切生理活动都会减慢，处于恢复和重新积累能量的过程中。但也不是说睡得越多越好，凡事都要遵循适量的原则。一般来说，人体正常的睡眠时间是7~8个小时，能够做到这一点的人，身体的各个机能都会比较完善，寿命自然也会比睡眠不足的人长。由此可见睡得越少，提前死亡的可能性就越大。如果睡眠时间低于五个小时，死亡率就要比正常人高出十个百分点。

睡眠是门大学问

睡眠是大自然赋予生命的一种本能，所有人都无师自通，似乎没什么学问可言。其实不然，会睡的人越睡越精神，不仅颜面好看，而且身体健康；而不会睡的人则越睡越疲惫，不仅脸色憔悴，精神萎靡，而且身体各器官都会出现不同程度的健康问题。难怪古人"不求千年药，只求一觉方"，看来，睡眠里的学问大着呢。

1.睡眠的质量与时间不成正比

同样睡八个小时，效果却有很大不同，这就是睡眠质量的问题。最好的睡眠是一觉睡到自然醒，醒来后感到全身充满活力，身体轻松，精神愉悦。另外，睡眠质量的好坏不是由时间长短决定的，有的人只睡六个小时，第二天精神依然很好，而有的人睡足了八个小时，甚至更长，上班的时候还是呵欠连连。因为睡得多了跟睡眠不足一样，都会感到疲惫。每一个人的睡眠节律不同，需要的睡眠时间也不一样，只有认真地寻找到适合自己的最佳睡眠时间，才能保证好的睡眠质量。

2.睡眠的姿势很重要

采用什么样的睡姿也关系着睡眠的质量。有些人起床后常感到胸部疼痛，胸口很闷，多半是睡姿不正确造成的。还有的人习惯把手放在胸口上睡觉，夜里会突然感到呼吸困难，从梦中惊醒；也有人习惯把手压在身体的一侧，早晨起床后，两臂酸麻，抬不起来。这都是因为睡姿不正确造成的。正确的睡姿应该是顺应地磁的方向，头南脚北，右侧卧，右腿屈膝，左腿微屈自然放在右腿上，只要觉得轻松就好。最好时常换换，因为经常向右侧睡，也容易使胃酸向食管反流，严重时还会导致喉咙酸痛、咳嗽、气喘、胸部紧压，甚至还可能加大食管癌的发病危险。

对于病人来说，更要格外注意睡眠的姿势，姿势正确可以减轻病痛，姿势不对可能会加重病情。患有心脏病的人，如果已经出现心衰，最好用半卧位，切忌左卧或俯卧。脑血栓病人如果采取侧位，会加重血流障碍，应该采用仰卧睡姿。肺部不健康的人，要根据生病的部位来确定睡姿。左侧有病最好左侧睡，右侧有病就右侧睡，两边都有病，最好是仰睡。高血压病人，枕头要宽大一些，让头部和肩部都枕上，采用半卧位或侧卧位姿势。

3.要睡身，先睡心

前面讲了质量和姿势，还有一个睡法的问题。中国历代的养生家都十分注重睡眠的养生功效，并总结了很多睡眠中的养生经验，其中很重要的一条就是先睡心，后睡眼。唐代的大医学家孙思邈在《千金方》中说："凡眠，先卧心，后卧眼"。意思是，睡眠之前一定要做到清心，摒除一切喜怒忧思，精神上达到最大程度的放松，内心安宁，此时大脑处于抑制状态，然后慢慢闭上眼，就能酣然入睡。

事实上，不能睡心的，也难以安睡。越想尽快入睡，就越睡不着。睡觉的时候自然放松，什么也不要想，连睡觉这件事本身都不去想，消除一切思虑之后，才能真正入睡。睡心才是真正实现了睡眠的作用。

睡眠里的学问还有很多，这些都值得我们细细琢磨，慢慢体会。

睡眠的问题出在哪里

有的人睡得少是因为不想睡，有的人则是想睡却睡不着。相比之下，后者当然更痛苦，因为他们承受着失眠带来的诸多痛苦和健康隐患。那么，失眠究竟是如何产生的呢？从人体自身来看，大脑是人的神经系统中最为复杂的一部分，我们常将它比作人体的司令员。虽然它每天都要发出很多不同的指令，但归结起来，只有两种，即兴奋和抑制兴奋。这两种状态在大脑中相互对抗，相互制衡。当大脑进入兴奋状态后，人就会维持觉醒的状态，进行日常活动；当抑制作用占主导地位时，人体就进入睡眠休息状态。这两种状态的平衡一旦被打破，该抑制时不抑制，该兴奋时又兴奋不起来，就会引起失眠。下面我们就来讲一讲，生活中具体都有哪些因素会诱发失眠。

1.精神压力导致失眠

现在越来越多的人患失眠症，精神压力是最主要的原因。不能否

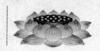

认目前我们的生活压力的确比几十年前大了很多，年轻人要为事业、房子、车子、爱情打拼，激烈的职场竞争告诉你不进则退。尤其是那些有着强烈进取心和责任感的中青年人，白天紧张繁忙的工作暂时将内心的烦恼挤到了一边，到了夜深人静，这些躲藏在角落中的东西都会跑出来，越想越焦虑，越焦虑越睡不着。渐渐养成了习惯之后，即使不想这些烦恼的事情也难以正常入睡了。

遇到这种情况，尽量在晚上睡觉之前听听音乐，或者玩一会游戏，总之，不要让自己闲下来。躺到床上之后，做几个深呼吸，也可以在睡前稍稍运动半个小时，到微微出汗。迫使身体进入疲惫状态，这样利于很快入睡。当然，最根本的是调整好心态，虽然做起来很难，不过试着做一些改变总是好的。

2.生理因素导致失眠

还有一些生理上的因素会导致失眠，比如过度饥饿，兴奋或者一些疾病，如哮喘、关节炎、胃溃疡、心绞痛、偏头痛等。对症治疗，疾病好转了，睡眠质量也就上去了。

3.环境因素导致失眠

睡眠还要有个好环境，环境不好或者换了新环境都会失眠。例如，房间太热或者太冷，蚊虫的叮咬、周围有噪音，床铺不舒服等。这些也都可以通过改变环境解决，不会造成长期失眠。

4.不良的生活习惯导致失眠

嗜酒的人、爱喝咖啡和茶水的人通常睡眠质量也不会很好。因为它们含有刺激神经兴奋，妨碍睡眠的成分，有些药物如甲状腺素、避孕药、兴奋剂、抗心律失常药等，都有相似的作用。

以上一些原因导致的失眠大多是一次性的、暂时的，而有些精神性的失眠却是长期的，这就发展成了一种病，叫"失眠症"。失眠和失眠症不同，失眠通常是偶然发生的，而失眠症则是长期存在的睡不好的现象，而且到了白天整个人还跟在梦里一样，精神萎靡、疲倦无力，有时还会出现心慌、心悸等症状。

总之，无论是偶然的还是长期的，失眠都会对身体造成很大危害。长期失眠，身体的免疫力就会下降，对各种疾病的抵抗能力减弱，极易感染病菌。很多慢性病都有失眠的表现，这是因为长期失眠导致了植物神经功能紊乱，许多器官的生理功能也随之受到限制，久而久之，疾病就发生了。经常失眠的人往往很敏感，容易动怒，睡不好觉，头脑昏昏的，脾气自然不会好到哪去。身体在这种高损耗的状态下一直疲惫地运转，没有时间清理代谢垃圾。加之营养不足，体内环境不好也会妨碍新的细胞组织生成，身体的机能就会慢慢下降，以致加速衰老，缩短寿命。

失眠的完美解决方案

上面我们已经讲了失眠对于人体健康的各种威胁，这一节我们就来详细讲一讲解决失眠问题的小方法。

1. 失眠解决方案之"食疗方案"

"日求三餐，夜求一宿"，可现在越来越多的人是"三餐易饱，一觉难求"，而要想"安睡入眠度良宵，一觉醒来是黎明"，还要从饮食和生活习惯上入手。

我们日常吃的很多食物都有助眠的作用，这些食物能够缓和紧张的肌肉，舒缓情绪，让人心情平静，重要的是，它们还可诱导睡眠激素——血清素和褪黑素的产生。这样的食物有很多，下面我们挑选了一些促进睡眠效果比较好而且对身体健康有益的几种介绍给大家，患有失眠症的朋友不妨试试，吃起来简单，效果也不错。

①燕麦片粥：燕麦片能促使褪黑素生成，将燕麦片熬粥，每早一碗。

②全麦面包加一杯温牛奶：全麦面包有助于促进胰岛素的分泌。温牛奶含有一些具有镇静作用的氨基酸和钙，这些都对稳定情绪有好处。

③百合粥：鲜百合60克，糯米100克，冰糖适量。在米快煮熟时放入事前掰好的百合，一起熬粥，加冰糖调味。可润肺止咳，宁心安神。适合肺虚、经常咳嗽的失眠患者。

④小米枣仁粥：小米100克，蜂蜜30克，酸枣仁末15克。小米粥将要煮熟时，加入枣仁末，搅拌均匀。吃的时候加点蜂蜜进去。可以补脾润燥，宁心安神。适合睡觉不宁，经常在半夜醒来的人。

⑤土豆泥：在我们常吃的食物中，土豆也有很好的助眠功效，它能清除体内干扰睡眠的酸。午餐或者晚餐可以选择醋熘土豆丝，或者把土豆煮熟，捣泥后加点白糖一起吃。因疲劳过度而难以睡眠者，可将一汤匙食醋加入温开水中，喝完闭目养神，很快就能入睡。

⑥晚餐后，还可以吃些助眠的水果，一方面能够补充维生素和膳食纤维，另一方面也有助于尽快入睡。香蕉是很好的选择。香蕉除了能平稳血清素和褪黑素外，还含有可让肌肉放松的矿物质镁。也可以边看电视边嗑一些葵花子。葵花子含多种氨基酸和维生素，能够调节新陈代谢，改善脑细胞抑制机能，起到镇静安神的作用。

2.失眠解决方案之"安排好睡前五个'十分钟'"

（1）第一个十分钟用来洗脚

脚上的经脉很多，用温水洗脚可以使血液下行，消除疲劳，促进入眠。

（2）第二个十分钟用来梳头

这里说的梳头不是梳头发，而是梳头皮。从前往后，用牛角梳慢慢刮十分钟左右，直到头皮发红、发热。有助于头部血液流畅，促人早睡。

（3）第三个十分钟用来刷牙

刷牙不仅可消除口腔积物，有利于保护牙齿，对安稳入睡也很有帮助。

（4）第四个十分钟做几个简单的舒展运动

放松你的手臂、肩膀和颈部，还有面部以及眼睛和嘴角的肌肉。

（5）第五个十分钟上床做几次深呼吸

腹式呼吸的方法在第八章讲过，可以参考着来做。

3.失眠解决方案之"香气秘方"

还有一个促进睡眠的小秘方告诉大家，在枕头边放个香袋，或者香香的苹果，香气飘入鼻中，有微醺的沉醉感，不知不觉，就会在香气的陪伴下进入梦乡。

安眠药，吃还是不吃？

在某媒体工作的小尧最近异常苦恼：由于每天都要赶新闻稿，工作压力特别大，晚上经常失眠。小尧想吃些安眠药来帮助自己入睡，可她又有些犹豫。因为听朋友说，安眠药吃多了会上瘾，吃久了相当于慢性自杀。到底该不该吃安眠药呢？她只好打电话到医院咨询。

我的建议是能不吃最好不吃。有些人非常依赖安眠药的作用，只要一失眠就吃，把安眠药当成了夜间最好的"伴侣"。我还听说过一个病人的笑话。这个病人长期失眠，靠服用安眠药入眠。这天，他从梦里醒来，忽然想起忘记吃安眠药了，找到药瓶，取出两片，边吃边自言自语地说："我怎么忘记吃安眠药了。"看起来觉得好笑，其实这就是对安眠药产生了过度依赖的表现。

几乎所有的成年人都有过失眠的体验，其中有相当一部分人会依靠安眠药来解决这个问题。不可否认，安眠药可以起到促进睡眠的作用，但如果长期服用则会对人体造成很大的伤害。

1.长期服用安眠药容易产生耐药性

几乎所有的安眠药都有副作用，只是大小的问题。特别是对于长期服用的患者，副作用更大。长时间服用一种药物就会让身体产生耐药性。刚开始失眠，吃两粒就能马上入睡，几天之后，再吃相同剂量的药片已经不起作用了，一天天下去，吃的药片越来越多，这就是我们通常说的药物成瘾。因此，不要自我夸大病情，更不要随便乱吃药。

2.长期服用安眠药会导致运动不协调

过量服用安眠药还会使运动不协调。人体的肌肉有很多条，它们在小脑的指挥下，配合完成各种动作。如果有一块肌肉不听指挥了，运动起来就会很困难。就拿手指来说，如果五个指头的肌肉各自为政，别说拿筷子，就连抓馒头都不可能。安眠药会抑制小脑，可能会使穿衣、吃饭这些日常行为都变得困难。虽然停止服用后症状会减轻，但是它对小脑的破坏力却不容忽视。

3.长期服用安眠药会致死

过量的安眠药可以使人致死，这就说明安眠药是有毒性的。即使每天按照医生交代的剂量服药，一天、两天，一个月、两个月这些药物都会在身体里积聚，虽然代谢会排出一部分，但残余的部分也会对身体造成一定的伤害。有人可能会说，我也经常吃安眠药，怎么也没觉出什么伤害呢？当然，身体的伤害尤其是器官功能的伤害是很难定义的，确切地说是很难量化的。因为身体内部的变化我们很难看到，当你真正感知到的时候，又难以探究到真实的原因了。长期服用安眠药，或者任何一种药物都不会立刻让你毙命，但会与其他的因素一起，一点一点侵蚀你的生命。就拿巴比妥盐来说，它能增强肝脏代谢功能，也就是说有助于肝脏解毒，但同时也会把身体的营养素，如维生素给快速代谢掉。结果，毒素少了，营养也不良了。安眠药虽然能帮助你入睡，也提高了解毒能力，却打破了身体的平衡。如果不吃药呢，肝脏处于正常状态，维生素也不会浪费，身体依然处于平衡中。其实，若不是医疗必需每一个负责任的医生都不希望患者吃药。

4.长期服用安眠药的其他危害

安眠药对记忆力、呼吸、肠胃和性功能都会有不同程度的损伤。

所以，不要一失眠就想着去吃药解决。安眠药只适合某些慢性疾病或精神疾病患者，他们无法在短期内改善睡眠，只能借助安眠药起到一定的作用。而对于大多数普通失眠的人来说是不必服用安眠药的，只需在精神或者饮食上调理。偶然一次失眠更不必太在意，越是紧张，越不容易入睡。一到睡眠时间，就担心自己睡不着，假失眠也成了真失眠了。

虽然现代的制药技术比过去成熟了很多，副作用也会明显降低，但不管怎么说，靠外力达到身体本该有的功能，总不是件好事情。与其依赖药物，还不如好好调理自身，让身体步入正轨，自然睡眠，才是根本的解决办法。

别让"夜郁症"扰乱你的生活

一位在机关工作的年轻女子到医院求治。她晚上入睡后常在三四点钟突然醒来，醒后就会想一些事情，先感到自己的工作很没意思，同事都很虚伪，领导也很狡诈，人人都带着伪善的面具，一会又觉得自己的男朋友也不好，根本不关心自己，还时常会担心父母的身体，思来想去，感觉自己活得太累了，甚至有了轻生的念头，总是在煎熬中度过一个个漫漫长夜。而当清晨的阳光透过窗子撒进房间，她立刻又回到了现实中，情绪也恢复到了白天的正常状态。起床后，精神抖擞地去上班，再想想晚上的那些想法，觉得很可笑。可第二天凌晨，还会醒来，还会出现相同的坏情绪。

失眠的时候，人的脑海里浮现的最多的是生活中的不如意，或者经常担心的事情。这些事情在白天的繁忙中被隐匿了起来，但潜意识里无时无刻不在想着这些问题，只是隐而不宣而已。到了夜深人静的时候，思想重新集中到这些事情上，就会出现上述症状。这也是一种抑郁症，俗称"夜抑郁"。通常发生在睡前或者半夜，导致失眠。长期的脑力劳动，复杂的人际关系，工作压力，过度疲劳以及外界的不良刺激都是引起夜郁症的原因。

　　"夜郁症"有两种表现情况：一种是入睡困难，从躺到床上的那一刻起就开始伤感，悲伤的、不愉快的画面就像电影一样，一幕幕在眼前飘过，对过去的生活和目前的状态都感到不满意，对前途忧心忡忡。还有一种情况是很容易入睡，但中途会醒来，夜间多梦。醒来后开始胡思乱想，难以再入睡。

　　要改善这种情况，脑力劳动者应学会自我调节，不要给自己太大的精神压力。白天一天都要精神绷紧地应付各方面的问题，如果晚上还得不到放松，很容易感到疲惫，这种疲惫不是身体上的，而是精神上的，它会让你长时间处于一种低迷的状态中，情况严重时还会有自杀倾向。

　　因此，尽量不要把公务带回家处理，回到家你需要做的只有一件事，那就是放松自己。按照下面要讲到的"三要三不要"去做，慢慢养成习惯，每天坚持下来，就会发现自己的睡眠质量会有很大的改善，坏情绪也会消失。

　1.三要

　　一要准时上床准时起床。不管能不能睡得着，都要在特定的时间上床，久而久之，养成习惯之后，你就能体会到它的好处了。二要在上床之前用温水泡泡脚。水温在四十度为宜，泡二十分钟左右。用温水泡脚，可以缓解身体的疲劳，让全身放松。三要在入睡前做一下放松活动。如按摩、推拿和静坐。按摩可以让家人代劳，提倡静坐半个小时，将身体调整到最佳状态，在心无杂念的情况下，很容易入睡。

2.三不要

睡前不要吃得太饱，一来影响消化，对肠胃不好，二来会妨碍睡眠。其次不要喝咖啡、茶、冷饮等对神经有刺激的东西。还不要在睡觉前看刺激性的书刊或者影像资料，不要想生活中的琐事。闭上眼睛想象最美好的画面，最希望见到的场景，心情轻松愉悦地进入梦乡。

第十一章

性爱为药，让身体活力四射

性爱，在身体的所有"良药"中属于最有趣又最奇妙的一种。有规律的性爱拥有几十种神奇功效，获得这份优秀的健康成绩单，不但不需要我们付出任何金钱，并且还会带给我们精神的愉悦。但要记住：这一切的前提是适度、有规律。

EXPAND

最神奇的药

你能想象得出世界上有哪种运动可以同时具备减轻压力、缓解疼痛、美容肌肤、提升智力，预防心脏病、预防前列腺炎，甚至是防癌等如此之多的功效吗？英国国民卫生服务体系公布的答案是：规律性爱。

为什么性爱可以带来这么多的神奇功效？现在就让我们一起揭开它的神秘面纱，一探究竟。

1.性爱功效之止痛

爱人的拥抱可以和阿司匹林一样有成效，相信吗？尤其是因心理压力而导致的头痛，可以通过性生活来消除。很多人认为生病的时候不应当有性爱，后来却发现性生活竟可以治疗他们的病痛。性爱时，脑下垂体会分泌大量催产素，这是一种可以缓解疼痛的物质。对于关节炎患者来说，性爱高潮也是天然的止痛剂。

2.性爱功效之提高抵抗力

轻微的感冒可以用性爱治疗，这可不是信口开河。适当性爱能够帮助提高人体的免疫力，尤其在性爱高潮时，肾上腺素会突然增多，肌肉跟着收紧，然后放松，此时你会感觉全身轻松、舒畅，有助于免疫系统更好地发挥功效。并且性爱过程也会因为剧烈运动而排汗，这也利于感冒康复。即使没有性生活，单纯的抚摸也能起作用。在与爱人大量的肌肤之亲时，身体会产生大量的自然杀菌细胞，把病邪细胞杀死。

3.性爱功效之促进新陈代谢

性爱可以让人变得兴奋，加速血液流动，流经大脑的血液增多，更多的新鲜血液灌注进来，体内的每一个器官都可以吸收到更多的养分和氧气，加快新陈代谢。也就是说，性爱还可以帮助机体进行大扫除，给我们一个更加清洁的内环境。

4.性爱功效之刺激雌激素分泌

通常，每周进行一次性生活的女性比没有性爱的女性漂亮。因为性爱可以帮助分泌更多的雌激素，对于女性而言，雌激素可以增加敏感度、延缓衰老，让她们看起来神采奕奕、容光焕发，更有女人味。并且雌激素对心脏也有保护作用。

5.性爱功效之缓解压力

性爱是一剂很好的抗压药。适度性生活的人，更容易保持轻松的生活状态，更容易获得幸福感。性高潮后，身体获得放松，能够更快更好地入眠，还不会妨碍第二天工作。

6.性爱功效之塑造体型

做爱是一个很好的锻炼时机。在性生活的过程中，每半小时就会燃烧150卡路里；如果更激烈一些，甚至能燃烧300卡路里。这样算下来，如果一周有3次性生活，每次25分钟左右，那至少能消耗450卡路里，这可相当于每周跑三公里的运动量。

7.性爱功效之延长寿命

既然性生活有调节内分泌，促进新陈代谢，缓解精神压力等如此之多的功效，那么，一个性生活美满的人，身体各方面的功能就会很好，长寿也就是顺理成章的事情了。

8.性爱功效之连锁效应

性爱还有很多连锁效应，例如降低心脏病的发病率，减轻抑郁，预防感冒，保健膀胱，保护前列腺等。如果仅把性生活看做是夫妻间的例行公事，那就太老土了。不妨改变陈旧的性爱观念，给婚姻生活注入一缕清新的空气，它可以让您和您的爱人生活更美满，身体更健康。

一流的美容师

"爱情能使生命更新，正如大旱后的甘霖之于植物一样"，这是英国哲学家罗素说过的话。而性爱是爱情的升华，它能够令肌肤光滑，保持弹性。因此，每周有规律地进行性生活，可以让女性留住青春，延缓衰老。这是因为性爱和谐的女性能够分泌出更多的雌性荷尔蒙，这些性激素可以让血液循环系统变得更加顺畅，它能够把那些变坏的胆固醇驱走，让好的胆固醇上岗。一般女性在三十五岁之后，骨骼开始疏松，但性爱却可以改善这种状况，因为雌性激素有助于保持骨质密度。

性爱对美容的功效是从前戏阶段开始的。性爱前的爱抚、亲吻、拥抱都可以让人的身心得到温柔的抚慰，使双方宛如沐浴在温暖的阳光中，如同花儿在春日绽放一样，身体的新陈代谢也会随之加快，使肌肤永远保持活力。

如果能在性爱中体验到飘飘欲仙的快感，这样的女性皮肤一定不会差。因为这种快感会刺激到大脑自主神经，促使分泌更多的性激素。性激素与皮肤中的一种特异体结合，就能让皮肤细胞生成透明质酸酶，它可以增强皮肤的渗透性。如此一来，皮肤就会变得白皙、细致，有质感，皱纹和暗斑也会减少甚至消失。

适度、和谐而又有规律的性生活，还可以让女性拥有一对丰满圆润、高耸挺拔的乳房。性兴奋时，乳房会明显充血，乳头的平滑肌不由自主地收缩，乳房膨胀比平时明显增大，乳房的血液循环加速，使机体内分泌功能更加完善。有些女性在婚前乳房发育得不是很好，经过一段时间的婚姻生活会发现，过去平坦的乳房奇迹般地隆起了乳峰。这样的女性患乳腺增生和乳腺癌的机率相对较小。

性爱不但让女性容颜和身材变美，还能让女性的心也变美。大脑

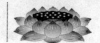

中有种叫复合胺的物质，它跟现在最常用的抗抑郁药是同一成分，有调整女性的生理节律和内分泌的作用。如果这种物质分泌减少，会导致女性内分泌失调，出现反应迟钝、疲倦、记忆力减退、爱发脾气、睡眠质量变差等症状，造成情绪抑郁。有这种情况的女性更加需要性爱调理，因为美好的性爱可以促进女性大脑血液中复合胺的分泌。所以，性生活规律和谐的女性通常性情平和、温柔，更加聪明自信。

从心理上说，性爱是婚姻生活的调和剂。婚姻里化解不开的矛盾，一个拥抱和亲吻就可以解决了。所以，性爱和谐的女性忧虑很少，心里没有解不开的疙瘩，待人热情和善，她们看上去更加年轻有神采。反之，那些性生活不和谐的夫妻，他们大多看上去面容憔悴，比实际年龄苍老很多。可见，性爱是一流的美容师。

怎样理解性生活过频

民间有"一滴精，十滴血"的说法，用来说明房事过频的危害。在医学上也会把某些生殖疾病如阳痿、早泄等归罪于房事过频。性生活频率究竟怎样才算合适？是不是高了一定就会危害健康？这是困扰许多人的一个问题。

一个35岁的中年女性说，丈夫的性欲很强，尽管工作疲劳，还是每晚都要有一次，甚至两次。她担心这样会对身体有伤害，也曾试着劝阻，却造成夫妻间的矛盾。还有一位40多岁的女性说，她的丈夫是软件工程师，工作很辛苦，常常熬到深夜才睡。偶有不忙的时候，他表现地也不是很积极，一个月仅有两三次，每次还气喘吁吁，好像很累的样子。也有男性问，结婚几年后经常出现阳痿、早泄，是不是自己的性功能有了问题，会不会是刚结婚的前几年纵欲过度伤了身体。

性生活频率是婚姻生活中最常见的问题。究竟多少合适，这个问题不能一概而论，而是因人而异的。按照一般的说法，30岁以下的年轻夫妻，身体条件好，频率可以高一些，一星期3~5次；30~40岁这个年龄段的夫妻，一星期3~4次；40~50岁的夫妻，一星期2~3次；年龄再大一些的，一星期平均1~2次。当然，这只是一个参考数字，如果完全按照这个规定，机械地进行性生活，显然是很可笑的，也有些不切实际。每对夫妻都是一个独特的组合，彼此间也有很大的区别，有的人年龄很大了，还可以有正常的性生活，而有的年轻人每月却只有几次。所以，性生活多寡要看夫妻间的配合，不能盲目跟别人比较。如果夫妻身体都好，性欲又强，即使每天都有性生活也不能算纵欲过度。

合理的性生活要以夫妻双方都感到愉悦，第二天醒来都没有疲劳感为宜。如果短时间内出现腰酸背疼，头昏困倦，可能是因为性之所致。毕竟性生活也是一项耗能不少的运动，如果时间过长，动作激烈，难免第二天会感到疲劳，这未必是因为性生活过频。如果这种情况能很快消失，就不必太在意，只要调整好作息时间就可以了。过度强调"纵欲伤身"反而会加重心理压力，降低性欲。

在产生性兴奋时，只要有强烈的意愿进行性生活，不是勉力而为，都可以进行性生活，根本不用考虑与上次隔了多久。这里所说的勉强，我们要格外注意，这是在夫妻间，或者单身男性中比较容易出现的问题。例如，夫妻间有一方因为某些原因没有性欲望，而另一方则有强烈的性要求，为了不让对方失望，一方会勉强过性生活，这是对身体不好的，并且长期如此会在心理上产生对性的排斥，甚至可能会导致性冷淡。还有的男孩子原本没有性欲望，但有意或无意看到了刺激性的画面或者影像，性欲被激起，就会强行手淫，这当然对身体也有伤害。性生活是一件自然随性的事情，不要把它当成功课，也不要过度沉迷。

男性常常会把性生活的次数，时间的长短看做是男人力量和尊严的象征。即使在得到了性满足后，还要努力强化自己的性意识，以期在最短的时间内勃起，并努力抑制射精，这种超出身体能力范围，依靠个人意志进行的性生活自然对身体有害无利。

和谐的性生活是在自愿的前提下，自然而然的生理反应，不应有任何强迫的行为。性生活过后，双方能感到精神饱满，心情愉悦为最好。只要满足这两点，就不必担心是否过度。

适度的性生活应以房事后次日无精神不振、头晕、疲倦不适等为度，做任何事都不能过头，过了头就会产生各种各样的副作用，对身体造成危害，所以把握好个人性生活的频率对健康是很有必要的。

别把性爱当安眠药

性爱可以助眠，这是毫无疑问的。原因是，性爱过程中，血压增高、心跳加快，体内的很多器官都被调动起来，而性爱之后，血压就会变得平稳，脉搏和呼吸降低，身体进入抑制状态，从而利于睡眠。此时，身体还会产生一种叫内啡肽的物质，它就像咖啡因一样，可以让人身心放松，产生愉悦感和满足感。

不少善于观察和体验的人，早就发现了性爱的这个妙用，并运用到了实践中。黄先生就是这样的例子。在某跨国机构任职的黄先生患了严重的失眠症。由于长期出差在外，漫漫长夜对他而言显得格外难熬。一次探亲回家，与妻子温存之后，黄先生很快进入了梦乡，一觉醒来已是大天亮。这个发现让黄先生很兴奋，原来自己的失眠可以这样治疗。他说服妻子辞去了工作，跟他来到就职的城市。如此一来，夫妻就可以团聚了。从此以后，只要睡不着觉，黄先生就拉着妻子过性生活，有时两人都没兴趣就只能借助外力刺激。最初几天妻子以为是他们长期分居两地的原因，倒也乐意配合，后来渐渐就对这种机械运动产生了不满。因为她觉得性生活已经失去了往日那种甜蜜，变成了夫妻间的例行公事，这种缺乏感情和交流的机械运动让她感到很乏味，于是对性生活失去了兴趣。更为严重的是，黄先生也没有从中受益，不过几天，失眠症又出现了，白天也变得昏昏沉沉，提不起精神来。

性爱的确可以改善睡眠，但前提是性爱要和谐自然。性爱只是对爱的表达和流露，如果把它当做治疗失眠的工具来使用，性爱就走了味，长期下去，必然会影响到夫妻之间的感情和生活质量。单纯地用性爱催眠，只是片面地利用了性爱的一种功能，不能完全实现性爱的价值。这种缺乏沟通，没有双方由衷地配合，勉强进行的性行为，不仅是对妻子的不尊重，而且妻子的冷淡反应也会加重男性的心理负荷，因此会更加焦虑，稍稍改善的失眠状况也会去而复返。

如果想用性爱改善睡眠，首先要讲求性爱的质量。夫妻双方多交流彼此的感受，男性在性爱中做足前戏和后戏，充分调动伴侣的激情，既有利于增进感情，也可促进激素的分泌，获得高质量的睡眠。

此外，夫妻间的睡姿也有讲究。性生活过后，男性不应只顾自己的感受，倒头就睡。而是要从妻子身后，环抱她入睡，使双方身体充分接触，能够让女性获得安全感，对帮助女性入眠很有好处。

很多人睡觉时喜欢穿睡衣，这样其实不利于身心的放松。睡觉时，最好把衣服都脱掉，完全裸睡。这样可以让身体彻底放松，能最大限度地消除疲劳和紧张感，有助于增强免疫力。

让"小家伙"勤快起来

对于男人来说，或迟或早都会遇到一个问题——勃起障碍。如果这事发生在七八十岁之后，也没什么要紧，可问题是，很多中青年也有同样的难言之隐。

一般来说，初次勃起困难，多数是因为心理过于紧张造成的，

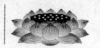

不必太在意，慢慢就会好起来。如果平时表现不错，偶尔出现一两次这种情况，可以用下面的几种方法试着调节一下，或许会对你有所帮助。

1.寻求变化

几十年如一日，面对的是同一张床，同样的体位，同样的抚摸动作，这些老一套的东西总会让人心生乏味厌烦。尝试着制造一点气氛和浪漫情调，变化一下性生活的地点、时间、姿势、背景音乐，悄悄说几句出其不意的情话，会让你们的性爱变得新鲜和神秘。

2.保持愉快的心情

男欢女爱本是自然之事，要两情相悦才能达到最高的境界。心情不佳或者过度疲劳，"小家伙"也会因为疲劳而偷懒。这个时候，你大可不必勉强自己，越是强求，越不容易出现想要的结果。不妨好好睡一觉，等休息好了，体力恢复了再去做。不过这个时候，一定要跟爱人解释自己的情况，不可让她有被冷淡的感觉。

3.检查所吃的药物

有些药对性能力有影响，常见的有抗抑郁剂和降压药，它们会降低性欲。如果发现是药物让"小家伙"变得懒洋洋的，可以适当减少药量，或者试用其他治疗方法。

4.不要过量饮酒

稍稍喝点酒可以提升兴奋度，降低大脑的约束力。不过，长期过量饮酒会使神经麻痹，大脑对"小家伙"发出的指令无法正常传递，结果"小家伙"也会跟喝多了一样，东倒西歪，站不起身。要想让"小家伙"勤快起来，就要控制饮酒量。

5.房事有度

过于频繁的性生活或者过度自慰，都会让"小家伙"疲惫不堪，过早衰老。夫妻分床一段时间，节制性生活，让中枢神经和"小家伙"好好休息休息，它才能恢复活力。

6.提高身体素质

"小家伙"是身体的一部分，它的能量来源于肾精。体质太弱，它自然就没有力气干活。保持充足的睡眠，加强体育锻炼，增强体质，对你和你的爱人都有好处。

第十二章

正确使用身体的天然药材库

虽然人体内拥有如此之多的天然药材，但如果不能合理利用，破坏了这些药材的药性，它们就会成为损害健康的敌对分子。正确使用身体的天然药材库，就要学会倾听身体的声音，读懂身体发出的信号，协助身体赶走疾病，把健康找回来。

EXPAND

健康的身体都需要什么

一个健康的身体如同一个精密的仪器，由各种元素组成，缺少其中一种，身体这台机器便可能会失灵。所以，我们要想拥有一个健康的身体，首先要搞清楚，健康的身体需要什么，只有满足了身体的这些需要，才能预防疾病的干扰。

1.充足的能量

机器要在一定的动力下才能运转，身体也是一样。水、蛋白质、脂类、碳水化合物、维生素、膳食纤维和矿物质七大营养素一个也不能少，缺少一个就可能患疾病。一般来说，蛋白质、脂类和碳水化合物等在我们的主食中大多含量丰富，一般不会缺乏，人体最容易缺少的是微量元素。

微量元素虽然量少，但是作用却很大，它们大都参与人体的生化过程，无论缺乏还是过剩，都对身体伤害很大。

微量元素中最容易缺乏的是锌、硒、铜、铁、钙、镁等，无论缺少哪一种都会影响人体健康。比如，缺锌的儿童生长发育迟缓、食欲缺乏甚至厌食和出现异食癖、伤口愈合慢，经常出现皮肤和口腔部位的溃疡；成年男性缺锌时，精子质量不佳，容易出现阳痿等性功能障碍疾病；老年人缺锌会使眼球内晶状体退变硬化，导致白内障。针对这种情况可以多吃一些含锌较多的食物，如核桃、花生、葵花子、菱角等硬壳类食物以及鱼、鳖之类。

微量元素中容易过剩的有氟、铬、钴等。氟过剩常常发生在水中含氟量高的地区，这些地区的人会出现牙齿变脆，面部褐斑较多，严重者还会出现周身骨质疏松甚至氟骨病。铬过剩的人可能经常发生口腔炎和牙龈炎。钴过量会引起红细胞过多、肠胃功能紊乱、还可能导致慢性耳聋。

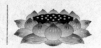

　　需要注意的是，身体内的各种营养素是相互作用的，一种营养素的缺乏，会影响到其他营养素的吸收。例如，维生素D可以帮助钙的吸收，如果体内缺乏维生素D，补再多的钙也无济于事，因为这些钙无法被吸收。再如，缺铁会导致贫血，但铜可以影响铁在血红蛋白中的吸收，也就是说如果贫血的人不能保证有铜的摄入量，即使补铁也不能改善贫血。因此，只有保证各种营养素齐全，足量且不过量，才能拥有一个好身体。

　　要保证身体内各项营养素均衡，只要做到一条就够——合理膳食。虽然反复多次强调，并且每一个人都知道均衡营养的重要性，但吃饭的时候，有意无意就忘了这个问题。一旦进了超市就只拣自己喜欢吃的买，这恐怕是我们每一个人都会犯的错误。因此，我们必须要注意一下自己这些无意中表现出来的饮食倾向，多吃点自己平时不爱吃却有益于身体健康的东西。

2.充足的睡眠

　　我们常说"吃饭天地大"，其实休息也是一样。充足的睡眠能够使劳累了一天的器官得到修复，恢复活力。很多看似病了又找不出病因的人，也就是我们所说的亚健康病人，有一大半是因为休息不好。只要把睡眠问题解决好了，这些病状就会自动消失。

　　睡眠的好处和睡眠不足的危害以及改善睡眠的方法前面都已经介绍过了，这里不再赘述。

3.精神营养素

　　"健康的一半是心理健康"，这是世界卫生组织早已向人们提出的忠告。人类的疾病只有两个来源，一个是吃出来的，另外一个是心里生出来的。只要解决了心病，疾病就少了大半。中医学认为"心主神明"，用通俗的话表达就是：心是一身的主宰，心好，一切都好。

　　精神压力具有原子弹的能量，可以炸掉整个人类。它的作用范围主要集中在"精英"阶层和正在追赶"精英"的人群中。城市的白领要实现中产阶级的梦想，要努力赚钱买房子、买车子，通常都要以交付一定的健康资本为代价。这就是为什么数十年来，我们的生活水平持续上升，而中年人的死亡率却依然降不下来的一个重要原因。

调整好心态，积极乐观地面对生活，用健康的身体迎接人生的成功才是最有意义的。

4.合适的运动量

生命在于运动，这也是老生常谈的话题。在日出而作，日落而息的时代，人们根本不需要强调运动这个词，而今天，运动都变得奢侈起来。

为了提高效率，我们坐车上班；为了赶制任务，我们要抱着电脑奋战到深夜；为了拿到更多的奖金，我们要放弃节假日的休息。尽管这样，我们也仍然看似安然无恙地活着。再过几年，当你三十岁时就检查出血压升高，在四十岁就已经开始骨质疏松的时候，大概就不会像现在这样沾沾自喜了。

为什么疾病会找上你

医生更看重预防，而患者却只看疗效。医生更重视身体自己的调节作用，而患者却只看医药的作用。

生病之后，人们会在第一时间选择治疗，有人想尽一切办法找偏方，有人花大价钱请专家，有人去好医院，却从来不好好反思一下是什么让我们生病，以后该如何预防。医生虽然做的是治疗的工作，但是他们更强调预防，只是这种声音很微弱，并且不为患者重视，教一个人如何不生病远不如治愈一个癌症病人那样有影响力，所以相对于预防而言，人们还是更看重治疗。这是一种非常不正确的观念。在这种观念的影响下，人们不重视自我身心调节，对有害健康的生活习惯

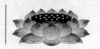

习以为常，因而把疾病统统招到了自己的身上。为什么这样说呢？因为许多疾病跟"外毒"没有关系，都是吃出来的、闲出来的、气出来的。

1.病是吃出来的

吃出来的病有两种：一种是通过食物传播所致，另一种是长期的不良饮食造成的。通过食物传播的疾病有很多，目前统计大约有250多种，其中大部分为细菌、病邪和寄生虫，其余为毒素、金属污染物、农药等有毒化学物质。所以，要注意日常饮食卫生。蔬菜水果在吃之前一定要仔细清洗，剩饭剩菜和路边不干净的小吃尽量不要吃，能自己做饭就不要下馆子，不要喝生水。

我们最需要注意的还是不良的饮食习惯。除了皮肤病、贫血、营养不良这些小毛病，高血压、糖尿病、心脏病、肠癌、食道癌、胃癌这些疑难杂症也都是吃出来的。最近报道说上海复旦大学附属肿瘤医院收治了一例年仅14岁的晚期胃癌患者，是迄今为止年龄最小的一例癌症患者。越来越低龄化的癌症趋势，要求我们必须把好"口"关。

上面列举的这些疾病都是不良的饮食习惯造成的。喜欢吃高脂高热的食物，导致能量过剩；偏嗜一种或几种食物，导致营养素失衡；嗜烟酒，破坏了肝脏的解毒能力。这些破坏性加在一起的后果就是身体越来越差，最后患上较为严重的疾病。特别要提醒现在的年轻人注意的是，备受你们推崇的辣食，如麻辣鸡翅、麻辣口味的炒菜、麻辣龙虾、麻辣烫、麻辣粉、水煮鱼等都会破坏肠胃黏膜，使其失去原有的保护作用，给癌细胞可乘之机。

奉劝那些饮食习惯不好的人不要等查出了癌症之后才后悔，更不要为了满足一时的口腹之欲搭上一辈子的健康。在这里还要不厌其烦的重申一下，合理的饮食建议：三餐均衡、有荤有素、素多荤少，瓜果蔬菜多吃好，远离腌制、辛辣、熏制、油炸食品，戒烟酒。

2.病是闲出来的

人太忙了，太累了会导致过劳死，轻松舒适是不是就能安枕无忧？事实证明不是这样。太闲了，同样会生病。闲出来的病也有两种：一种是过于安逸，运动量太少，导致身体各项机能下降。另外一种是过于清闲导致的心病，刘女士就属于后一种情况。

今年33岁的刘女士早早就结了婚，有一个疼爱她的丈夫。生完女儿后，丈夫担心她过于操劳就建议她辞职做全职太太，一心一意在家中照顾孩子、操持家务。女儿上学后，他们换了大房子。每天将丈夫、女儿打发走后，刘女士心里就空荡下来，不知道自己该做点什么，除了看电视睡觉，找不到其他事情来做。慢慢地她开始感到无聊、失落，脾气也越来越坏。后来又出现了严重失眠，记忆力也大不如以前，遇事总往坏处想：丈夫回家晚了就担心他有外遇，女儿放学稍晚点回来就担心她在路上出了什么事。她感觉自己都要崩溃了，有时正看着电视，忽然就会感到心里一阵发慌，这时她必须下楼去转转，不然会感到马上就要死掉一样。

刘女士患的其实是焦虑症。现在越来越多的中年女性面对家庭的压力和年轻的竞争对手会选择退居到家中。选择做家庭主妇未尝不可，但全职太太应该走出自己狭小的生活圈，不要把自己完全拴在家里，在照顾好家庭之余还要拥有自己的一片天地，平时尝试着培养自己的兴趣爱好，如写作、读书、绘画、健身等，心里有了寄托，就能很好地控制焦虑和抑郁。

3.病是气出来的

心情好坏与健康有着直接的关系。很多病都是因为心情不佳而引起的，最常见的是精神性的疾病，如抑郁、神经衰弱，还有一些器质性疾病如胃溃疡、糖尿病、乳腺疾病等。

不健康的饮食和生活习惯早已给疾病埋下了隐患，但它不会立即发作，通常短时间内也不会出现明显征兆，而一旦生气就会立即引爆潜藏的祸根，诱使疾病发作。如果妻子有乳腺疾病，很可能也有丈夫的一部分原因。有个朋友就是这种情况。她下岗后和丈夫一起经营店铺，小日子原本过得舒心安逸。不料，生意出现了困难，夫妻俩经常为资金的问题争吵，到后来为一点鸡毛蒜皮的小事也能吵上半天。捉襟见肘的生活更让他俩情绪烦躁，有气只能往对方身上撒，几乎是三天一大吵，一天一小吵，吵得孩子都不敢回家。后来丈夫开始借酒消愁，经常喝得醉醺醺的，夜不归宿。朋友既要操心生意还要照顾孩子，时常看到她愁眉不展，情绪也变得很不稳定。在检查出乳腺增生之前，已经出现月经失调、乳房肿胀等先兆，她以为压力过大并没有很在意，后来乳房疼痛越来越明显，不能摸，不能碰。再后来，她发现乳房里长了个小疙瘩，才到医院检查。

乳腺癌是对女性威胁最大的肿瘤，在各种肿瘤中排在首位。爱生气的女性，尤其是生闷气，更容易得乳腺癌。常听人说：这个人挺好的，脾气特别好，从来没见她红过脸，怎么就患癌症死了呢？其实乳腺癌就爱找这样的老好人，有压力自己扛，有气憋在心里，久而久之就把自己憋出病了。长期受不良情绪刺激，机体生命节律发生紊乱，神经内分泌系统功能失调，免疫力下降，胸腺内生成和释放的胸腺素减少，免疫细胞对体内突变细胞的监控能力和吞噬能力下降，是发生肿瘤的原因。

还有些病虽不是气出来的，但经常生气会使病情加重。以心脏病为例，在生活中就常见心脏病人被活活气死的例子。尽量减少和避免情绪上的波动，用积极乐观的心态面对生活，可以预防这些疾病的发生，并且对疾病的康复也有好处。

别让自体免疫性疾病找上你

如果我们的身体正常，免疫力正常，那么在受到外界的侵害时，免疫系统能自发地主动反击。但是，如果身体状况不好，免疫系统也会出现故障，最糟糕的是，它会完全失灵甚至向自身组织发起进攻，这就是免疫系统的集体叛逃，后果就是你患上一种终身都不能治愈的疾病——自体免疫疾病。

先来看一个病例。患者林女士，33岁，公司负责人。曾有一段时间，疲倦、易感冒、关节僵硬、手脚冰冷、腰酸背痛、容易过敏……这些症状都统统出现在她身上。那时公司刚刚起步，她要忙着策划营销项目，无暇顾及自己的身体，只以为自己太疲劳，撑过去就好了。

一晃半年过去了，她身上的关节开始疼痛，一会这里，一会那里，常常轮番折磨她。早上醒来，全身僵硬，起不了床。在同事的劝说下她来到医院检查了一下。抽血化验后被告知类风湿关节炎和系统性红斑狼疮的检查结果都呈阳性反应。

类风湿性关节炎、红斑狼疮、多发性硬化症……普通人对这些奇奇怪怪的病名不会有太多理解，但大多知道这些疾病都很难治愈，严重的还会影响生命。这些疾病在某种机制上与艾滋病是同一类，只是严重程度有差异而已，它们有个共同的名字，叫做自体免疫性疾病。

所谓自体免疫性疾病，也称作自体免疫问题，是一种人体内自己的免疫系统攻击自己身体正常细胞的疾病，也就是正常的免疫能力下降，而异常的免疫能力却突显的一种问题。自体免疫性疾病一般很难治愈，其中有两个原因：一，目前为止，医学界还无法确定这些疾病的成因，不知道成因，自然很难找到有效的治疗方法；二，由于这种疾病是自身发生的疾病，所以很难利用药物或其他手段来区分利己成分和非己成分。因此，对于这些疾病，最好的办法是防患于未然。

然而，在现实生活中，很多时候，危机就是在不经意间被我们忽略了。因此，面对身体的一些变化，我们要时刻提高警惕。疲倦、发烧、头晕、不适，这些症状大多数人都曾经历过，可正是因为熟悉，放松了警惕，才导致健康每况愈下，上文案例中的林女士就是一个很好的例子。

　　有很多人开始发病的时候，症状很像感冒，会随便吃点感冒药了事，过了很长时间发现病情没有丝毫减轻，才重视起来；也有的人发病后，免疫系统首先攻击肾脏，造成水肿，结果误认为是胖了，还会去拼命减肥；有的人类风湿性关节炎发病后，周身疼痛，会误以为疲劳过度，选择做推拿按摩缓解疲劳，这都是弄错了方向。其实这些疾病出现后，身体会给我们一些提示，提请我们留心注意。

1.晨起后膝盖僵硬

　　早上起床后觉得膝盖僵硬，你可能会认为是运动过度了，但如果距离上次剧烈运动后已经过了几个星期，到现在膝盖还是僵硬，可就不同寻常了。这很可能是自体免疫疾病造成的关节慢性发炎。

2.容易得感冒

　　有些人很容易感冒，天气微微变凉，身体就会立即做出反应，并且要很长时间才能恢复，也可能隐藏着免疫力存在缺陷的征兆。

3.女性手脚冰冷、食指无血色

　　还有一些女性时常觉得手脚冰冷、食指毫无血色，这些都是免疫性疾病最常见的征兆。如果有自体免疫疾病家族史，更要特别注意。必要时，可以去抽血检查有没有特定基因、抗体。

对抗疾病的根本方法

一个人生病之后能够痊愈，靠的是什么？表面看是医生的治疗和药物的作用，其实不然。医生和药物起到的是辅助作用，他们只能帮助你开启自愈的大门。如果身体本身的免疫力低下，即使华佗再世，也无能为力，一个小小的感冒就足以要命。所以，对抗疾病的根本办法就是提高自身免疫力，将它维持在一个健康水准上。

1.一生的功课：提升免疫力

癌症、糖尿病、心脑血管疾病等这些不治之症其实是可以治的，想治好这些病，不是仅仅吃好药就可以的，最终要靠增强免疫力来抵抗疾病，免疫功能强大的人，能够把疾病击败，恢复正常，而免疫功能低下的人，花再多的钱吃再好的药也无法延续生命。

人体免疫力的强弱、抗病邪能力的高低，部分取决于先天的遗传因素，部分与后天环境影响有关，饮食习惯、居住环境、生活状态、生活方式等都关系着免疫力水平的高低。人体的免疫力会因为年龄的增长、劳累程度、工作强度和压力、外在环境的恶化、身体状态等因素而有所下降，因此，提升免疫力是一生都需要认真去做的功课。

2.免疫灵芝——茶

如果将手中的碳酸饮料和咖啡改成茶，无论是红茶还是绿茶，都将对你的健康大有裨益。有研究表明，每天适量饮茶，对抵抗感染性疾病，提高免疫力有非常显著的效果。因为茶中含有一种独特的物质，被肝脏分解以后可以转化成促进免疫细胞活力的有效成分，从而增强人体免疫力。

3.别再拿甜食当诱饵

人体血液中一个白血球的平均吞噬病菌能力为14，但是在吃了一个甜馒头以后降为10，吃一块香甜的蛋糕之后变为5，换成一块奶油巧克力之后降为2。爱吃甜食的小朋友，现在知道为什么你总爱生病了吧。因为你体内的白细胞被糖的甜言蜜语诱惑住了，不想再上战场。有些妈妈为了迁就自己的孩子，只要他们一哭闹就拿糖做诱饵，却不知道这样会使宝宝体内的维生素消耗过多，导致免疫力下降。

4.尽量减少药物的使用量

药物是可以帮助你在短时间内恢复到看似健康的状态，但是长期大量使用药物会破坏自体的免疫力。有些我们看到的病况，其实是身体的免疫卫士与疾病抗战的一个表现，是身体自身为保卫健康做出的努力。生病对于免疫力来说正是一场大练兵。生病之后，身体会针对各种不同的病邪产生抗体，当再次遇到相同的病邪后，抗体会自动识别，并把带有这种病邪的细胞吃掉。如果你经常通过吃药和打针的方式消灭病邪，虽然也可以将其消灭，但同时也让免疫细胞失去了用武之地，并且不能产生抗体，下次再有相同的病邪，你还得去吃药打针，但这时病邪会对药物产生耐药性，也就是说吃药已经不管用了。所以，吃药也要适度，要给身体自己去参与战斗的机会。

5.把身体锻炼得棒棒的

人体的免疫系统是治疗疾病最好的医生，通过适量的锻炼，促进人体的内分泌和内循环，将免疫能力维持在一个较高的水平，这样即使遇到了大规模的病邪也不必担心自己会病倒，因为你的身体已经修炼好了上乘的"武功"，一般的病邪不是它的对手。

像有氧运动、太极拳、瑜伽、气功、健身操等都能很好地提高免疫力，其中慢跑是最简单方便的锻炼方法。在运动时要注意时间和速度，一般在30分钟左右，每分钟的速度控制在150米为佳。

6.放弃A型人格，乐活过日子

压力过大会导致很多疾病，因为沉重的精神压力会导致神经系统控制下的内分泌失调，自体免疫功能下降。很多自体免疫疾病患者有一个相似的性格特征。他们的个性倾向完美，往往对自己要求过于严格，任何事情都要做到最好，并在无形中不断给自己施加压力，这就是我们常说的A型性格。

性格和情绪对健康影响非常大，即使没有A型性格的人，也要找时间放松自己，养成热爱运动的生活习惯或者培养其他的休闲爱好，多跟别人交流，快快活活过日子。

学会倾听身体的呼救

如果你一直没有意识到食物、空气、睡眠和运动对于你的健康非常重要，那么你的健康状况一定不会很好。其实，只要做个生活的有心人，学会倾听身体的呼救，我们完全可以夺回被一点点悄悄偷走的健康。

身体比我们想象的要机警得多，因为它拥有一支规模庞大、装备整齐的防卫部队，这支部队每天都在巡逻，监视着体内的动向，只要有一丝一毫的风吹草动，它就会立刻拉响警报，引起我们的注意。如果我们无法听懂身体的语言，不能和身体做真正的交流，那么，当它拼命地喊："我坚持不住了，快让我睡觉"的时候，我们很可能依然摇着昏昏沉沉的脑袋，坚持着睁大眼睛，强打精神修改方案，或者彻夜不停地打游戏。这样的情况发生得次数多了，身体就会打破正常的活动秩序，给我们来点颜色瞧瞧。病菌也会变得更为嚣张，因为我们在无意中给了它很多帮助，协助它不断地把健康一点一点赶出自己的身体。

当然，面对"外敌"的入侵，身体也不会轻易善罢甘休。如果入侵的敌人很强大，它就会用比较激烈的方式提醒我们，比如发烧、疼痛、打喷嚏、腹泻、呕吐等。遇到这种情况，我们才会意识到自己"病"了。然后如果通过吃药、打针，很快把这些信号灭下去了，这些症状消失了我们就以为身体已经安然无恙，又恢复了以前的生活习惯根本不去想是什么引起了这些症状。这样，以前的错误会继续下去，疾病还会卷土重来。

所以，听懂身体的预警是非常重要的。要想配合我们体内的神医来实现健康长寿，就必须要认真倾听身体的预警。通常身体的预警有两类，一类是针对自身情况发起的，另外一类是针对外界敌人发起的。

1. 身体针对自身情况发起的警报

针对自身出现的状况发起的警报有多种情况。例如，长时间盯着电脑会感到眼睛痛，这是身体在提醒你该眨巴眨巴眼睛休息一下了；看电视时间久了，脖子会感到酸痛，这也是身体的保护信号，提醒你该换个姿势活动活动了；走路的时候脚下落进了小石子，脚会很疼，这是身体在提醒你把石子磕出来。

2. 身体针对外界敌人发起的警报

感冒、咳嗽、发烧、呕吐、腹泻等则是针对外界敌人的自我保护。例如，当外界的灰尘和细菌进入身体之后，你会感觉到喉咙发痒，接着会吐出一口痰来。这些痰就是自身免疫细胞的战利品。免疫细胞将入侵的病菌细胞团团围住，杀死，再通过纤毛的蠕动推出体外，这就是吐痰的过程。身体有这样一种自我保护功能，所以我们提倡不要稍有不适就马上吃药打针，先让身体自己去对付敌人，如果发现身体的"兵力"不足，我们再助身体一臂之力也不晚。

由此可见，及时发现身体发出的种种警报对我们的健康来说是十分重要的。如果我们不能及时发现这些警报，或者发现了也没有给予足够的重视，那么就会把一些破坏身体健康的不良因素关在了体内，结果造成非常严重的健康隐患。例如，有个人经常抽烟，当然也会时常咳嗽。咳嗽的时候他就喝止咳药，不咳了又继续抽烟，根本不去想咳嗽是不是跟抽烟有关。反而使烟中的有害物质不能随着痰排出来，不正确的生活习惯也没有改掉，身体在双重的破坏下怎么可能还安然无恙？

因此，可以这样说，无论在任何时候，身体都是你最负责任的医生，它总是会尽力规避风险，调整自身进入最佳的平衡状态。有个患者经常咳嗽，持续了三年的时间。到医院检查，该做的检查都做了，也没有查出什么毛病。他一直不相信医院的检查，总在怀疑自己得了某种奇怪的疾病。其实，他在水泥厂工作，空气中有很多灰粉，如果身体不通过咳嗽排痰保护肺部，恐怕他的肺早就是另外一副样子了。身体的这些症状，一方面是保护性的反应，另外一方面也提示我们这样的环境对健康不利，提醒我们远离危险的环境。所以，我们也不能仰仗着身体有自我保护能力，就不再关心自己的处境，再强大的部队也有疲惫的时候，长时间置于不利的环境中，免疫细胞的战斗力必然会受到削弱。所以我们必须养成与身体交流的习惯，而不是在第一时间内吃吃药打打针把信号掐断。聆听身体的语言，积极配合身体的需要，做有利于健康的事情，从而避免在"症状得到控制"的掩盖下，让身体的健康在不知不觉间被掏空。

怎样才能不生病

在获知不生病的奥秘之前，你首先需要了解疾病是什么。用通俗的说法，疾病就是身体脱离了常态，跟正常的时候不一样了。在医生那里的表现就是一堆化验单上的一组组偏高偏低的数据。其实，用最简单又最容易理解的方式表达疾病，就是我们体内的细胞出了问题，不能正常工作了。细胞的故障有很多种，比如感染了病邪，成为破坏分子，或者是死亡的速度大于新生的速度，概括来说就是，细胞的种类和数量失去了原有的平衡。

人体的细胞总是在不断的死亡和重生，平衡时刻处于被打破和重建的循环中，所以健康不是一个绝对的概念，而是一个动态的过程。人体时刻都会遭受疾病的侵扰，但是只要身体的自愈能力足够强大，很快又会恢复健康状态。因此，我们努力的方向不应该是怎样不生病，而是怎样维持这样一种平衡，也就是生病之后怎样让自身回到健康的状态。这个过程就是我们常说的保健。

　　平衡很抽象，但是只要遵照一些戒律，要做到平衡也不难。比如说，多运动、好好休息、多吃粗粮、少喝酒、少熬夜、少生气……这看似要我们回到信息社会之前的生活状态。是的，在现有的医疗水平和物质生活的基础上，回归较为原始的生活状态，就是最好的养生之道。下面我们就从饮食和运动这两方面入手，详细讲解一下为什么回到信息社会之前的状态更有利于养生保健。

1.科学饮食与养生保健的关系

　　我们要用适合农耕时代的肠胃来适应信息时代的生活。几万年来，我们的祖先一直是吃糠咽菜走过来的，没有足够的食物供应，也不能吃得太饱。一代代遗传下来，到我们这里身体依旧与这样的饮食习惯相适应。可是现代社会物质丰富，转眼间我们的饮食结构发生了翻天覆地的变化。从此以后，我们不必再过饥一顿饱一顿的生活，可以放开肚子大胆地吃；我们可以餐餐都吃到肉、鱼和蛋，抽烟喝酒，用可乐代替水。我们的味觉获得了前所未有的享受，可胃却受到了伤害。虽然这段时间可能是十年甚至几十年，但相对于人体的进化过程而言，这区区几十年真的不过是一瞬间。由于身体进化的速度远远跟不上生活节奏的变化。我们的细胞、血管、胃和消化道都不能适应这种突如其来的变化，所以肠胃疾病、心脏病、血管疾病和癌症统统成了为富足生活付出的代价。

2.合理运动与养生保健的关系

现在的上班族基本扔掉了健身运动。对比一下过去：为了能饱食一顿，我们的先辈必须每天奔忙于各种地方，而我们则坐在办公室里电脑桌前。他们是用手脚忙，我们是用脑子忙。他们站着忙，手脚并用，我们坐着忙，只要偶尔打个字或者张张嘴就可以了。有了电脑，有了现代化的设备，我们看起来幸福多了，可我们却也忽视了身体的运动，有谁计算过自己一天最多走多少路，一天又要坐几个小时呢？我们不能太过于依赖高科技产品给我们的舒适。身体这把"贱骨头"还真是享受不了这种高科技的待遇，只要不活动它就出问题，肥胖、颈椎病、抑郁症、内分泌不调、代谢综合征等这些疾病就是过于安逸的产物。以前这些病可能会在极少数懒人和富人中也有，但绝不像今天这样泛滥。

针对这种问题，专家们提出了各种各样的运动方法，每种运动方法都会有针对性的效果，但最简单、最有效，也最具广泛适应性的恐怕还是我们先人的运动方法：跑步、走路和游泳。过于复杂的运动方式会因为学习起来费力就浅尝辄止，坚持不下去。而这些简单的活动人人都会做，随时都可以进行，效果会更加显著，也更值得推行。

药物抑菌也生毒

药物对人类的健康的确起到了很大的作用，但药物的毒副作用也不容小视。每一位负责任的医生都会提醒病人注意药物的副作用，可许多病人并不能充分地警惕这一点，依旧对药物过分依赖。有点小病就打针吃药并不是一个好习惯，这看似是在为健康努力，实际上却做了有损健康的事情。

药物的毒副作用随着制药技术的发展比以前大有好转，但是它潜在的破坏力仍要引起足够的重视。从表面看来，它能够引起腹泻、食欲缺乏、头晕等不良反应，这些不良反应大多随着停药而消失。但实际上，还有一些潜在的危险是我们看不到的。每一种药物都有严格规定的药量，在这个范围内它的副作用受到了限制。但是，如果长期服用就不同了。一天服一片可能不会有事，但连续一个月甚至几年都在服用，副作用就会累积，身体就不可能还安然无恙。就像一条河，倒入一点污染物不会有什么问题，里面的鱼儿还能照常生存，但是，如果每天都倒进一些呢？当污染物越积越多，水里的环境遭到严重破坏，鱼儿就会死亡。身体也像一条河，有成千上万的细胞在里面生存。少量毒副作用不会让身体在短时间内出现明显的反应，但当我们强烈感觉到身体不适的时候，疾病就已经产生了。所以，如果不是在必须用药的情况下，最好不要随便吃药。

上面我们已经讲过了，我们身体本身就存在天然的药物——自体免疫力和调节力，一般的小病小痛，它都可以治愈。我们要充分发挥并锻炼身体的自我调节和修复能力，如果药吃多了，破坏了身体的免疫力，最后它可能对一点微小的病变都无能为力。

为了预防药物带来的健康隐患，我们必须改正以下不正确的用药习惯。

1.根据经验用药

"根据经验用药"，这是最常见的一种用药错误。很多人认为头疼脑热是正常现象，不必去看医生。所谓久病成医就是这个道理，生病的次数多了，就会根据以往的经验，或者听从药店导购的推荐买药。且不说导购的医药知识水平和责任感，即便是同一种疾病也可能是多种细菌引起的，如果只是按症抓药，很可能犯药不对病的错误。例如，同样是阴道炎，可能是由葡萄球菌引起的，也可能是链球菌或大肠杆菌和变形杆菌等引起的。如果仅仅按照病状买药，不但起不到治病的作用，还可能会诱发其他感染。

不可否认，根据经验用药的确是一种省时省力又省钱的好办法，但不是对身体负责的办法。医院中也不乏急功近利的医生，他们在看病的时候都对自己的经验出奇地自信，但从列出的药单来看，似乎又显得不自信。一个眼涩的小毛病就可以开出几种甚更多的种药物。医疗是一件非常严谨的事情，容不得半点马虎。如果稍一疏忽大意，很可能就会导致严重的医疗事故。因此，最好的医生通常用药最少，药方也最便宜。

根据经验用药还有一个极大的危害是，患者会因此吃进去很多无关的药物。这些药物在身体内到底会产生多大的危害，他们却无从得知。

2.滥用抗生素

抗生素类药物在我国的滥用程度相当广泛，患者可以随便在药店买到这类药。2005年7月，国家颁布了凭处方购买抗生素类药品的规定，很多人可能觉得不理解：这不是给看病带来麻烦了？其实如果知道了抗生素类药品的危害，就会明白严格控制抗生素类药品的必要。

超时、超量、不对症使用或未严格规范使用抗生素，都属于抗生素滥用。抗生素类的药物滥用危害很大。每种抗生素对人体均有不同程度的伤害，例如链霉素、卡那霉素可引起眩晕、耳鸣、耳聋；庆大霉素可损害肾脏；红霉素、林可霉素可引起厌食、恶心、腹泻等肠道损伤。同时，任何一种抗生素都会抑制人体免疫功能，削弱机体抵抗力。与显性的伤害相比，隐性的伤害更严重，因为我们看不到身体内部的变化，也无法估量隐性伤害。有些人平时经常服用抗生素，一旦病重时，效果就大受影响，因为身体已经产生耐药性。"二战"中，几十到100单位的青霉素就能挽救无数伤员的生命。相同病情，现在即使用几百万单位的青霉素也不会有那么好的效果。

因此，患者在服用抗生素类药品时，一定要按照医生和说明书上的指导使用。如果在指定的时间内效果不明显，应该立即停药。平时轻微的感冒和发炎，不要自行随便使用抗生素，病情不明时，更不要自行用药。

3.药物乱用

药物乱用，是患者不根据医嘱和药品说明，按照自己的想法乱服药。例如，维生素E有显著的抗氧化作用，很多保健品商抓住了女性惧老这一心理特点，便夸大其词地宣传维生素E的驻颜效果。在广告的暗示下，很多爱美的女性把维生素E当成了家常便饭。但是，临床的经验证明，长期大量服用维生素E可以导致血液栓塞。女性过量服用会出现月经失调、月经量过多或者闭经现象，如果剂量过大，还可能引起生殖系统功能障碍。

另一类常见的药物乱用现象就是把注射液当口服液。有些病人会觉得，既然这些药物可以注射到皮下和血管中，那么，口服一定也有疗效。这不过是异想天开而已。如果什么药都可以口服，那又何必多此一举研制注射液呢？药物之所以做成液体，经过血管吸收，是由它们的理化性质和在体内的作用过程决定的。例如青霉素，如果用口服，会被胃肠中的酶分解，药性大大降低，难以发挥治疗作用。还有一些药，注射后可以治病，但口服后却会致病。如硫酸镁注射剂有镇静作用，如果口服，则会导致腹泻。

为了尽快康复，很多人常常大剂量用药，认为药用得越多，时间越长，病就好得越快越彻底。曾有一个结核病人，每日都要服用异烟肼、利福平。由于工作繁忙，他常常忘记吃药，一旦想起来，就会加倍服用，补足以前漏吃的药量。可药物毕竟不是营养品，没出几个月这个病人就发现身体状况急速下降，直到有一天突发黄疸，医治无效死亡。死因是长期大剂量服用抗炎药，出现了急性药物性肝炎。

还有人认为治病就像打仗一样，武器越多，越容易克敌制胜。一个感冒就会买来几十种药物，只要能治疗感冒的都要一起派上战场，却不知有些药物放在一起使用，很可能发生药物反应，或者出现拮抗，不但破坏疗效，还可能发生严重危险。

所以，还要再次郑重重申：药物抑菌也生毒。药品不是糖果，不要随便往口里塞。

4.错误的用药观念

1) 中药没有副作用

"中药没有副作用"这恐怕已是中国老百姓的一条共识。常常会听到这样的话："这是中药，没副作用，多吃点也没关系，还能补身体。"于是，很多人感觉身体不适了就去找中医开点中药调剂调剂，喝中药几乎成了一种时尚。药膳更成了大饭店的招牌菜，在火锅里放点中药材，顾客也多了，价格也上去了。其实这是一种误区。虽然，中药的毒性小，但是也不可以多吃。中药讲究性味，每一种药物进入身体后都会对身体产生一定的影响。例如，甘草是一种常见的中药，很多中药制剂中都有添加，但是，如果使用不当，就会出现身体衰弱无力、血压升高、四肢水肿等情况。另外，当归也是妇科中药的首选药材，但是如果服用不当，就会破坏肠胃功能，造成食欲缺乏等。

2) 贵药就是好药

随着生活水平的提高，人们对健康的关注度也越来越大，其中最明显的表现便是：买药时舍得花钱，而且是什么贵买什么。

但事情真的像你想的那样吗？药越贵疗效越好，进口药一定比国产药好吗？其实，一般的药物对于治疗常见病已经足够用。就拿每片几分钱的阿司匹林来说，虽然价格便宜，却在解热祛痛，抗血栓和抗风湿方面都有很好的疗效，是很多新潮药物无法比拟的。

药价的便宜与否并不是全部由疗效来决定。不能否认，进口药可能在技术上占有一定的优势，但是它也涉及一个关税的问题和临床试验的差异。一方面税金大，会提高药商的成本；另外一方面，进口药都是在外国人的临床试验基础上确定的治疗效果，但中国人和欧美人在体质和饮食、生活习惯等方面都存在着差异，这很可能造成同一种药产生不同的治疗效果，甚至是严重的不良反应。所以，吃药还是要以对症为原则，不要盲目迷信进口药。很多人都是在广告夸张宣传的诱惑下去买一些所谓的"高档药"。这些靠虚假宣传吹起来的贵药常常打着某著名研究所的旗号，以新发明为噱头，用高价运作。对于这类贵药，还是谨慎选择，少吃为妙，要听医生的推荐而不要听广告。

身体的自我管理方案

我们说人体就是一个复杂的王国，这个王国由八个主要部门组成。人体中的任何一个器官都不可能独立完成运动及循环，而是要靠每一个器官的紧密合作来完成人体内部复杂的循环过程的，这就形成了一整套自我管理方案：是在以中央领导（神经系统）为中心，中央驻地方机构（内分泌系统）、工程部（运动系统）、后勤部（消化系统、呼吸系统）、运输部（循环系统）、卫生部（泌尿系统）和人事部（生殖系统）以及防卫部（免疫系统）相互协调配合，形成的一个科学、合理、有效的自我管理体系。在这个体系中，每一个部门都有各自分管的辖区，既要各司其职，同时又要紧密合作。神经系统负责收集和处理外部的信号并发布指令，没有它的指挥，国家就会陷入混乱；内分泌系统负责信息的中转，以及各地工作情况的监管；消化系统负责后勤保障，保证王国所需要的物资准确及时地运送到各个部门；运动系统可以看做工程部，王国所举办的每一次活动，建造的每一座建筑都要由它来具体负责完成；循环系统是人体王国的运输大队，负责粮草和日常生活垃圾的输送，没有它，物资供应跟不上，人体王国就会毁灭；同样没有人事部的人力支持，整个国家的事业就会后继无人，国家也就自然消亡了；人体的免疫系统要负责国家的安全防卫，为国家解除外界的威胁。"国防强大，则国家强大"，这真是句富有哲理的话，拿到身体王国也一样适用：只有免疫力强的人才能抵抗住病邪的侵害，才能战胜病魔。大自然的造化有多么神奇，人体又是多么精巧，由此可见一斑。

我们来具体看一下各个系统是如何配合工作的。人是有生命的生物体，也就是说人体始终处于活动状态，即使是在休息的时候，人体的器官仍然在坚守岗位。因此人体就必须从外界获取食物以补足生命活动所需要的营养。当人体从外界获取食物的时候，消化系统就会发挥作用。食物经过消化系统进入胃，此时就需要呼吸系统提供氧气进行营养分解，把有用的东西留下，没用的再由泌尿系统和消化系统排出体外。分解出的营养物质必须经循环系统运送到全身各个部门。外界来的食物还要经过防卫部的检查才能入关，其携带的有害物质将被拒之门外。当然，总是会有一些有害人身体健康的细菌在不经意间进入到身体里，随着人体的循环，这些有害的细菌也会渐渐的深入到身体的内部，破坏器官的功能，如果不能及时清除，人体系统的平衡就将被打乱，进而导致整个系统出现紊乱，破坏人体正常功能。

1.神经系统

作为最高长官的中央指挥部神经系统，它主要负责传递信息并把指令下达给各个部门。如果其他部门出现了问题，不听从号令了，那么神经系统的指挥功能也就丧失了。

神经系统作为最高指挥部也有主要负责人和办事员，就像一个办公室会有办公室主任、副主任、科员一样。神经系统的主要负责人是大脑和脊髓，它们合称中枢神经系统。负责传达指令的是下面的周围神经系统，它就像地面上的电线和地下的光缆，形成一个四通八达的通信网络，将大脑的指令传达给相关的部门，各个部门也用这些线路向最高指挥部反映自身的情况。例如，睡觉时，胳膊压在了身下，时间一长胳膊就会有酸麻胀痛的感觉，其实这是神经受到压迫后对大脑进行一次反射性指示，当大脑收到这样的信号就又会发出另一种信号，这样你就会感到酸麻，不得不移动身体，使得刚刚被压迫的神经得以放松。

有些我们看似受意识控制的事情，其实都是在大脑神经系统的作用下完成的。例如，开会时，你忽然想去厕所，但是又不能去。大脑接收到这个信号之后，就会发布命令到泌尿系统，要求相关的肌肉都要紧张起来，控制尿液流出。当然在高强度作业的情况下，肌肉会很快疲劳，当它们坚持不住的时候也会把自己的情况反应给大脑，此时，大脑就会传达一个意识，要求你必须立刻离开会场，去洗手间。

用国家来形容身体其实是非常恰当的，在身体这个小世界里，它们有自己的长官、公民，有交通工具、通信工具、食物等。如果国家遭到外来势力的入侵，长官一定会下命令进行围攻，将不良分子驱逐出境。这就是我们前面所说的身体自愈力。

所以，我们不能把身体看成是自己的私有财产，而是要把它当做一个独立的个体，倾听它的需求，它的主张，重视它的不满。

2.内分泌系统

内分泌系统是神经系统的助手，它与神经系统一起联手对身体王国进行管理。它就像中央派驻到各个地方的办事机构，对部门的工作进行现场监管。内分泌的调控作用是通过各种腺体分泌的激素来实现的。激素分泌的水平直接关系到调控的效果，过多或不足都会引起受调控部门工作的紊乱。而调控的力度（激素分泌的多寡）又是由神经系统直接或者间接地控制，所以内分泌系统是神经系统的下设部门。

内分泌系统通过信息的交流和中转，调节着人体的生长、发育、生殖活动以及各部门之间的协调合作。中央王国下设的地方机构主要有垂体、松果体、甲状腺、甲状旁腺、胸腺和肾上腺等，与心脏和肝脏比较起来，这些小机构真的是太小而不盈一握了。但就是这些微小的机构，决定着你是男是女，你的体重和高矮胖瘦，指挥着其他部门该怎样活动。

激素就是这些中央驻地方机构的小兵，它们负责传达命令，告诉每一个细胞该做什么，每天每秒你都会看到大街上（血管中）成群结队的传令兵在执行任务。它们各自找准自己的目标（自己负责的器官组织），去推进或者阻止这些部门所做出的举动。

例如，甲状腺激素能推动身体的新陈代谢，如果青少年在长身体的时候甲状腺激素分泌不足，就会导致身体矮小，智力发育不健全，发展成呆小症。而胰岛素则促使细胞分解体内的糖分，胰岛素分泌缺乏就会导致过剩的糖在体内堆积，形成糖尿病。松果体是脑部的一个小腺。它所产生的激素帮助控制身体的节律，例如告诉你什么时间睡觉，什么时间起床，什么时间吃饭等。下丘脑调节身体的水分平衡，在调节体温的过程中起到至关重要的作用。肾上腺分泌的激素掌管身体的发育和身体对外部压力的反应。这些过程都是连续进行的，如果驻地方的这些公务人员失职，会使内分泌失调，机体无法发挥正常功能，就会因此而生病。

3.呼吸系统和消化系统

呼吸系统和消化系统负责后勤的保障，一个负责供给，一个负责消耗吸收。食物经过口腔和食道进入到胃中，胃只是负责暂时储存并提供菜刀、食用油、调料等食品加工工具（消化液、消化酶、胃液等），经过初步处理之后，食物又被送进肠道，并在这里进行二次加工。

从进食到消化的过程是肠胃在进行流水作业，分工完成。胃像一个粮仓，先把食物储存起来，待慢慢享用。这样，我们就不必每时每刻都要进食，只需拿出一点时间把食物装进仓库里就行。大量的消化和吸收工作都要在小肠内进行，所以小肠部门相对比较庞大，长度有两三层楼那么高。大肠的主要任务是浓缩食物残渣，并回收利用有价值的东西。大肠是后勤部中级别最低的那类，相当于清洁工的角色，把垃圾堆放到一起，看到有用的再挑出来。

身体不但需要固态的养分，还需要液态和气态的养分，因为身体王国里的成员也需要呼吸才能生存。各个部门的成员（细胞）所需要的氧气都要通过呼吸系统来获得。肺是负责供给部的长官，气体进出都要经过它的许可。

4.循环系统

人体吸收了来自外界的物资后，必须有一套完整的运输系统将它们分送到王国的各个部门中，这些就是靠人体王国最重要的通道循环系统来完成的。它的成员有心脏、动脉、静脉、毛细血管和淋巴管。等这些部门利用完送来的物资后，运输部门还要收集他们的生活垃圾，运送到负责垃圾清理的卫生部门。

循环系统由主干道（大动脉和静脉）、辅道（淋巴管）和纵横交错的支线组成了一个四通八达的交通网络。人体每天通过这些线路，向全身几百个细胞供给物资（血液），将呼吸系统摄取的氧气和消化系统摄取的丰富营养物质源源不断地输送给人体的各个部门，以维持各个部门的正常运作。

心脏是交通部的长官，它可以说是这些部门中最敬业的一员，它承担着繁重的体力劳动，每天要用自己的力量，通过一收一缩的运动把血液输送到遍布"全国"的交通网络中。因此，它的地位也显得格外重要，只要它宣布罢工，王国立刻土崩瓦解。

5.泌尿系统

循环系统收集到的垃圾会想办法运送出去，身体王国毕竟很小，垃圾不处理，就会污染环境，所有的居民都无法正常生活。身体王国内的垃圾处理厂设有几处，主要分成液态处理厂，也就是污水处理厂、气态垃圾处理厂和固态垃圾处理厂。气态垃圾的处理大部分采用从哪里来到哪里去的原则，通过呼吸交换，由口腔和鼻腔排出体外。而固态的处理厂则就近取材，设在固体养分消化吸收的终端，利用完之后，直接排出体外。液态的生活用水则比较麻烦，因为它遍布全国各地，必须由一个整体的运输设备运送到一处，集中处理。收集液态垃圾的任务由交通部在执行输送物资的任务时，捎带着完成。最后将污水集中到泌尿系统的总部——膀胱，然后排出体外。

6.运动系统

食、住、行是一个人最基本的生存要求，身体王国中的公民也不例外。食物和交通已经解决了，现在只剩住的问题。作为工程部的运动系统首先承担了这一任务。它利用钢筋（骨骼）、混净土（皮肤、肌肉组织）给王国内的成员构建了一个安全、舒适、温暖的家。

而这只是工程部最基本的工作，完成了这些之后，它还要一刻不停地奔忙，简直就是身体的110，哪里有问题就要立即赶赴现场，随叫随到。工程部在中央的命令下完成各种活动，帮助后勤部进食和排便，协助国防部进行防卫，帮助指挥部收集信息，总之最终目的都是为了保证身体王国的日常生活。

7.生殖系统

身体王国的成员会逐渐的老去和死亡，为了事业的传承，国家的进一步建设，就需要一套繁衍后代的部门，这个任务就落在了生殖系统的肩上。成年男性的睾丸中有数以亿万计的小伙子（精子），他们列队在长约八百米的生精小管中等待捕捉过路的姑娘（卵子）。但是这样的机会不多，一个月只有一次（成年女性一个月只能排出一个成熟的卵子）。所以，一发现有姑娘路过，这些小伙子就要奋力向前，争先恐后地冲出队列，向姑娘的方向狂奔而去。这可真是一场万里挑

一、规模盛大的相亲会。当姑娘挑中了心上人之后，经过十个月相亲相爱的共同生活，下一个小生命就诞生了。

8.免疫系统

人体王国还有一整套组织完善、技术过硬的防卫部队，这就是免疫系统。它负责身体王国秩序维持、防御外敌的入侵，镇压内部的叛乱以及参与保卫王国的战斗。国防部的工作量也非常大，它们要24小时不停地盯着身体各个有可疑分子出没的地方，一旦出现敌情，就要在第一时间发起围攻。不但要对外，对内还要维持治安，内部如果出现有异常动向的成员，立刻就会将它围捕。

国防部的成员（免疫细胞），也有各自的级别和分工。有负责边防巡逻的哨兵（吞噬细胞），还有先头部队（粒细胞、淋巴细胞等）也有打特殊战役的特种兵（参与免疫应答作用的B淋巴细胞）。经历过某些特殊战役的老兵会被留下来，王国会给它们优厚的待遇。它们是王国中发生的各项战役的先驱，拥有丰富的作战经验。如记忆性B细胞，它可以记住原来进犯过的敌人的模样，如果有同类的敌人入侵，它可以不经军委的指挥，直接发动防卫战，这样就大大提高了战斗的效率和取胜的机率。因为正常的作战程序是巨噬细胞先杀死可疑分子，然后顶着它的尸骸去见长官辅助性T淋巴细胞，经过长官的确认后（防止误杀），才下达战争命令。这个过程需要一周的时间。可见，身体王国灵活的作战方法大大降低了身体可能遭受到的安全威胁。从组织结构到分工再到作战策略，身体国防部门指挥官的能力不亚于世界上任何一个伟大的将领。